新型コロナウイルス

脅威を制する正しい知識

水谷哲也 著

東京化学同人

まえがき

新型コロナウイルスの世界的な感染拡大により、まさに今、すべての人の想像を超えた世界が展開しています。新型コロナウイルスは数多くの尊い命を奪いました。この影響は医療崩壊、学校の臨時休校、金融危機、オリンピック・パラリンピックの延期など、私たちの生活のすべてに重くのしかかってきました。昨日までの状況は夜が明けると一変してしまい、どう対応していくべきか迷ってしまう場面も多くあります。テレビやインターネットでは情報が飛び交い、いったいどの情報を信じたらよいかわからなくなることもあります。

「正しく怖がれ」という言葉も浸透しました。これはいうまでもなく、「正しい知識をもとに、怖がる場面と怖がる必要のない場面を理解した行動をとり、自分も他人も感染しないようにしよう」ということです。しかし、私たちに飛び込んでくる情報はどれが正しく、どれが正しくないのか、容易に見分けることができません。その理由は簡単です。これまでの私たちはコロナウイルスのことをほとんど知らなかったのに、突然、コロナウイルスの感染に四六時中気を配りながら生活しなければならなくなってしまったからです。

そこで、この新型コロナウイルスを正しく怖がるために、コロナウイルスとは何なのかという原点に返って理解していただくことを目的として本書を書き上げました。筆者は学生のころにマウスのコロナウイルスを研究し始め、SARS《サーズ》コロナウイルス、ブタやウシのコロナウイルスなどを一五年以上研究してきました。この機会に筆者がこれまでに得た知識や情報を皆様と共有したいと思います。私たちは新型コロナウイルスの検査にPCRが使われていることを知りました。PCRとはいったいどのような検査なのか、この検査で何がわかるのか、について詳しく解説しました。一刻も早いワクチンと治療薬の開発が叫ばれています。しかし、私たちはワクチンや治療薬がどのように開発されるのかを知りません。皆さんが開発者になったという想定で、ワクチン材料の調達や、ウイルスを扱う実験室の構造などについても一緒に考える章を用意しました。さらに新型コロナウイルスが私たちの消費活動にどのような影響を及ぼしたかについても踏み込みました。本書は新型コロナウイルスという現象を知るだけにとどまらず、この現象から何を学び、次の新型ウイルス感染症の出現のために何を備えておくかべきかについても提言しました。

本書は筆者が市民公開講座で講義を行っているかのように執筆しました。約九〇分の講義時間で新型コロナウイルスを網羅的に理解していただける構成になっています。本書の執筆と発売にはタイムラグがあります。新しい情報は東京農工大学公式ツイッターで補完しますので、ぜひアクセスしてみてください(https://www.tuat.ac.jp/NEWS/important/researcher_info.html)。

皆様が未来を幸せに生きていくために、本書が、ウイルス感染症にどのように立ち向かうべきかを考える一助になれば幸いです。

目次

コラム

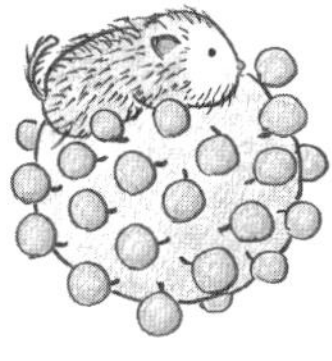
コロナウイルスと
タケネズミ
［© 水谷哲也］

第1章　新型コロナウイルスの感染拡大

新型コロナウイルスが感染を拡大した初期を振返り、制圧へのヒントを探ります。

二〇二〇年一月一日、新型コロナウイルスの発生により中国政府が武漢市の海鮮市場を封鎖したときには、まさか日本も社会的な混乱に陥るとは誰も想像していなかったことでしょう。しかし、中国ではその前日に、武漢市で原因不明の肺炎が発生していると世界保健機関（ＷＨＯ）に報告するほど事態は深刻になっていたのです。新型コロナウイルスで**武漢**という都市名が一気に全世界に知れわたることになりました。武漢とはどんな都市なのでしょうか。簡単には比較できないものの東京都に匹敵するような規模と機能をもつ大都市です。その武漢市は新型コロナウイルス感染症の蔓延により二〇二〇年一月二三日から事実上封鎖に追い込まれてしまいました。今となっては、の話になってしまいますが、武漢という大都市が封鎖された時点で私たちは事態をもっと深刻に受け止めるべきでした。

皮肉なことに新型コロナウイルス（図１・１）の世界的な感染拡大によって、武漢と**コロナウイ**

ルスの両方が世界的に有名になりました。かつてコロナウイルスは無名のウイルスでした。コロナウイルスの名を一気に有名にしたのは、二〇〇二年に中国で発生し全世界に感染拡大した**SARS**《サーズ》（重症急性呼吸器症候群）でした。原因病原体はSARSコロナウイルスと名づけられました。SARSコロナウイルスは近年の新興ウイルス感染症のモデルとなり、数多くの世界中のウイルス研究者が研究に参入してきました。この当時、ウイルスの研究で先端を走っていたのはエイズウイルスやインフルエンザウイルスなど社会的にも重要なウイルスで研究者の数も多かったのですが、SARSの流行によりこれらの研究者がそれぞれの技術や知識を導入して、SARSコロナウイルスという新しいウイルスを徹底的に解明したのです。これらの研究の副産物としてSARSコロナウイルス以外にもヒトに感染するコロナウイルスが存在していることがわかりました（HCoV–NL63、–NH、–HKU1など）。HCoV–NL63は小児の川崎病の原因ではないかという論文もありましたがすぐに否定されるなど、SARS以外のヒトに感染するコロナウイルスにも注目が集まってきました。その後、二〇一二年に**MERS**《マーズ》（中

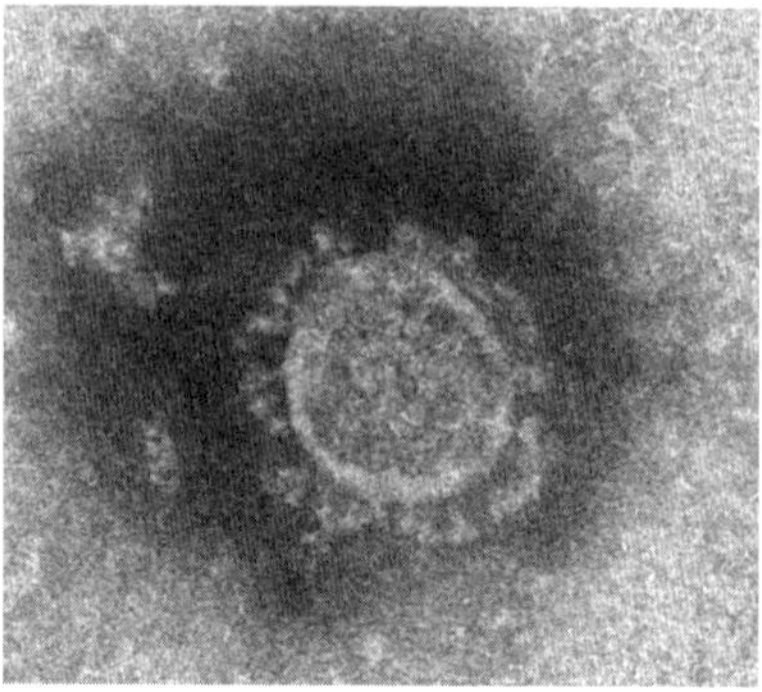

図 1・1　SARS–CoV–2 の電子顕微鏡像［国立感染症研究所 提供］

東呼吸器症候群）が発生しコロナウイルスは呼吸器疾患を起こす代表的なウイルスとして認知されました。偶然なのかわかりませんが、日本人はSARSとMERSの感染者を出していません。しかし、今回の新型コロナウイルスの日本への侵入と感染拡大は日本人のコロナウイルスへの認識を大きく変えることになりました。

中国における新型コロナウイルス感染症の発生から世界中に感染拡大するに至

武漢という都市

1926年，政治の武昌市，商業の漢口市，工業の漢陽市が合併して武漢市ができました．今では中国内陸部の湖北省の東部に位置する省都になっています．また，武漢は政治経済の重要な都市として中国政府から副省級市に指定されています．副省級市は大幅な自主権が与えられる都市であり，中国政府からの期待も大きいことがわかります．近年，武漢市は高層ビルが多数建設され中国の躍進を象徴する都市として知られるようになり，武漢市とその近接している都市が「長江中流域都市群」として大都市圏を形成しています.「グローバル都市競争力レポート 2017-2018」によると，武漢市は世界で40位の都市に位置しています．武漢市は長江に面し自然豊かで風光明媚な観光都市でもあります．武漢市の面積の約4分の1は湖などが占めていることから「百湖の市」として有名です．面積は8569.15 km^2，人口は1089.29万人で，東京都の約4倍の土地に同じくらいの数の人々が暮らしています．日本では大分市と1979年に友好都市締結し，友好訪問団の相互派遣，文化，芸術，産業，スポーツなどの幅広い交流がありますが，2020年の行事は残念ながら中止になりました．

るまでを振返ってみましょう。

武漢市で最初の感染者が認められたのは二〇一九年一二月八日とされています。野生動物などが販売されていた江漢区の武漢華南海鮮卸売市場が発祥の地である可能性が高いと考えられています。この海鮮市場は武漢最大の規模を誇り、一〇〇〇店舗以上が海鮮のほかに家畜・家禽《かきん》・野生動物を扱っていました。日本の豊洲《とよす》市場(東京)で水産物を取扱う仲卸業者は約五〇〇なので、武漢の市場は豊洲の約二倍の規模をもつ市場といえます。この市場では新型コロナウイルスの感染源の候補としてあげられているコウモリ、タケネズミ、アナグマ、アマガサヘビも売られていたようです。

二〇二〇年一月二六日、中国疾病予防管理センターはこの市場で採取された五八五サンプルのうち、三三サンプルから新型コロナウイルスが検出されたことを発表しました。しかも、陽性サンプルからはウイルス分離にも成功したということです。ウイルス分離とは感染したと考えられる生体の一部(拭い液、血液、臓器など)を実験室内で培養細胞に添加して、培養細胞内で増殖したウイルスが細胞外へ大量に放出され、ウイルス液として保存できるようになったことを意味します。つまり、培養細胞を使って動物の生体から生きたウイルスを取ることができたということです(第7章参照)。この三三サンプルは二二の販売店舗と一台のゴミ収集車から採取されました。このことから海鮮市場には複数の感染源があることが想像されます。し

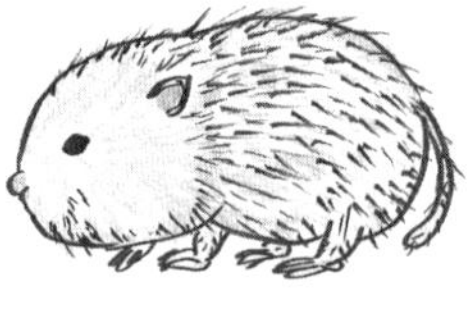
タケネズミ[© 水谷哲也]

かも武漢の感染初期には数十人が同時に発症していたことから、ヒトで発症したことがわかる前にこの市場で生きている野生動物の間で感染拡大が起こり、ヒトへの感染のチャンスを狙《ねら》っていたのかもしれません。三三サンプルの詳細は明らかになっていませんので断定できませんが、新型コロナウイルスはさまざまな動物に感染できるのかもしれません。しかし、二月二七日にこのストーリーを覆す報道がありました。最初の患者は武昌区に住んでいて海鮮市場には行っていないと言っているらしいのです。今となっては本当の感染源がどこにあったのか解明できないかもしれませんが、二〇一九年一二月の初旬に武漢市では感染源となる野生動物たちの間で感染が拡大し、複数のポイントからほぼ同時にヒトに感染していったと考えられます。二〇二〇年一月一日、この海鮮市場は閉鎖されました。豊洲市場よりも大きな規模の市場が閉鎖されたということから、この時点で武漢市は緊迫した事態になっていたことがうかがえます。また、食品の流通面でも大きな混乱があったと考えられます。

一月七日には原因病原体がコロナウイルスであることと、新型コロナウイルスのゲノムの全遺伝子配列が決定されました。コロナウイルスのゲノムは約三〇キロの塩基（三万個のA・U・G・Cという塩基）で構成されています。新型コロナウイルスのゲノムも例外ではありませんでした。なぜ、ウイルスのゲノムの塩基配列がわかることが重要なのでしょうか。人類はすでに数多くのＳＡＲＳやＭＥＲＳ、その他のコロナウイルスのゲノムの情報をもっています。今回の新型コロナウイルスのゲノムが明らかになると、（これまでの）どのコロナウイルスに近いのかがわかります。実際にはＳＡＲＳコロナウイルスやコウモリから発見されたＳＡＲＳに近縁なコロナウイルスとそれぞれ約八〇％、九五％一致していることがわかりました。そして、新型コロナウイルスのゲノム情報をもとにＰＣＲによる検出系（第5章参照）をすぐに開発できました。しかも、ＳＡＲＳコロナウイルスを検出することなく新型コロナウイルスだけを検出することができます。さらに、新型コロナウイルスがＳＡＲＳコロナウイルスに近縁であることがわかると、ＳＡＲＳのときに試された治療薬などの経験も生かされます。このように、新しく発見されたウイルスのゲノムの塩基配列を速く決定することは、検査法や治療法などを開発するために非常に重要なのです。

中国で最初の死亡者が出たのは一月一一日でした。その二日後には中国以外のタイで初めての患者が確認されました。日本でも一月一六日に武漢市から帰国した人の発症が報告されました。一月中旬から下旬にかけて中国以外の国における感染者のほとんどは武漢市になんらかの関係をもっていた人でした。この頃、日本ではまだ新型コロナウイルスは武漢市に特化した感染症であり、日本への影響は少ないと考えていた人は多いと思われます。今となっては信じられないことですが、この頃はまだ野生動物からヒトに感染している可能性も考えられており、一月二〇日になってようやくヒトからヒトへの感染が認められたという報道があったほどです。このように一月下旬になると、ウイルスの変異などについての報道も盛んになり、世界中で感染が拡大する予兆が感じられた

コロナウイルスはマイナーだった

筆者は大学生のとき（1988〜1994 年）と米国のテキサス大学に留学中（1998〜2001 年）にマウス肝炎ウイルスというマウスに感染するコロナウイルスを研究していました．このコロナウイルスの複製を阻止するためにアンチセンス DNA やリボザイムというその当時は最先端の遺伝子治療の基礎的なツールを使った研究や，コロナウイルスが細胞の中で複製する複雑なメカニズムを解明していました．それらの研究成果を日本ウイルス学会で発表する際に，インフルエンザウイルスなどメジャーなウイルスの影に隠れるようにして「その他のウイルス」というセッションの中で発表していたことを思い出します．その頃，家畜にはブタ伝染性胃腸炎ウイルスやニワトリ伝染性気管支炎ウイルスなどの経済的に重要なコロナウイルスはありましたが，ヒトでは軽症の風邪を起こすウイルスとして重要視されていませんでした．筆者は 2003 年に北海道大学獣医学部から国立感染症研究所に異動して SARS コロナウイルスの研究に携わっていました．

のでした。

新型コロナウイルスの感染拡大の最大の要因は、春節（旧正月・チャイニーズニューイヤー）にありました。一月二二日に中国政府は新型コロナウイルス感染症を法定伝染病として定め、翌日二三日には武漢の封鎖を始めました。どの国でも病原体が法定伝染病に指定されるということは、国家レベルで感染症の把握とその対策が必要になることを意味しています。さらにその翌日二四日（大晦日）から中国で最も人が移動するといわれる春節が始まりました（当初は一月三〇日までの予定）。このタイミングで約五〇〇万人以上の人が武漢市を離れることになってしまいました。この人数が正しいなら武漢市の人口の約半分が武漢の外に出たことになります。しかも、このとき武漢市を中心にすでに二〇〇〇人以上の感染者が確認されていましたので（死亡者は五六人）、この時期に武漢から中国国内と世界中に感染を広げてしまったことになります。春節は中国のほか、香港、台湾、シンガポール、韓国、ベトナム、マレーシアで国の祝日になっており、日本を取巻くアジア各国のなかでは日本だけが一月一日を正月と定めています。新型コロナウイルスの発生前には二〇二〇年の春節で四・五億人の中国国民が海外に出かけると見積もられていました。日本は中国の旅行者に最も人気があります。それには理由があります。二〇一七年日本の外務省は中国人に対するビザの発行条件を緩和して、繰返し入国可能なビザ（数次ビザ）の発行を開始しました。さらに、岩手県・宮城県・福島県を訪問する中国人に発行されていた東北三県数次ビザを新たに青森県・秋田県・山形県を加えて東北六県数次ビザとしました。また、中国の高額所得者がこのような数次ビザを取得した場合には、旅行会社を経由しなくても航空券や宿泊を手配できるなど大幅な条件緩和も実施しました。このような緩和が二〇一七年以降さらに日本人気に拍車をかけることになりました。実際に二〇一八年中国から八三八万人、二〇一九年には九五九万人が訪れています(1)。春節期に来邦する中国人旅行客は七二万人で、一人一泊当たり約三万五千円を使うと見積もられていますので、日本では観光収入として数百億円が見込まれます(2)。このような状況のなか、一月二七日に中国政府は団体ツアー旅行を禁止しましたが、すでに春節は始まっていましたので、大移動には影響がなかったとみられます。さらに、中国政府は春節を三日間延長して二月二日までとしました。この延長も海外での感染拡大に少なからず影響したと思われます。こうなると、感染症は医学、微生物学、感染症学だけでは語ることはできず、社会学や経済学などを含めた総合的な知識が必要になってきます。

日本では一月二八日に武漢市からのツアー客を乗せたバスの運転手の感染が確認されました。運転手は団体客の中にいたと思われる感染者から感染した可能性が高いといわれています。この団体は春節の前に日本に来てバスに乗り、運転手も春節前に発症していました。このように実際には、国内では春節の前からじわじわと感染が広がっていたのです。一月二九日には武漢からのチャーター第一便が到着し、二月一七日までに第五便が実施され約八〇〇人の日本人とその家族が帰国しました。これらの人のなかには感染者もいてその措置に多少の問題はありましたが、一四人の感染者にとどまりました。隔離することにより感染の拡大を防ぐことができたといえます。

中国の感染者数と死亡者数が増加していくなかで、ＷＨＯは一月三一日に「国際的に懸念される公衆衛生上の緊急事態」という緊急事態宣言を出しました。これによりＷＨＯ加盟国は新型コロナウイルス感染症を検知してから二四時間以内にＷＨＯに通告する義務を負い、ＷＨＯはその拡大防止のための迅速な手段を講じることになりました。ＷＨＯによる感染症の予防、監視、制御、対策が加盟国に通じる法的拘束力をもって実施され、ＷＨＯは出入国制限を勧告できることになっ

新型コロナウイルスのゲノムは1日で解読できる

どのように新型コロナウイルスのゲノムの塩基配列を決定できたのかを学びましょう．遺伝子を解読する技術は2005年を境に劇的な変化がありました．2005年にロシュ社が次世代型シーケンサー（ハイスループット シーケンサー）という機器を販売して，1日に解読できる塩基数が飛躍的に増加したのです．次世代型シーケンサーの登場前に1回の解析で解読できる塩基数は1000以下であったのに対して，登場直後は数十万塩基になり今日では数千万から1億近い塩基を解読できるようになりました．つまり，次世代型シーケンサーの登場により解析量が10万倍になったのです．2003年のSARSの頃には次世代型シーケンサーを使えませんでしたので，ウイルスのゲノムを解明するのには1カ月くらいを要しましたが，2012年のMERSや今回の新型コロナウイルスでは1日でウイルスゲノムを解読できるのです．

たのです。この緊急事態宣言は二〇〇九年の新型インフルエンザの世界的流行で最初に指定され、二〇一四年野生型ポリオの世界的流行と西アフリカのエボラ出血熱の流行、二〇一六年ジカ熱の世界的流行、二〇一九年コンゴ共和国でのエボラ出血熱の流行に続いて、新型コロナウイルス感染症の宣言になりました。なお、ＭＥＲＳは二〇一三年と二〇一五年に検討されましたが国際的な緊急事態になっていないという理由から却下されています。今回の新型コロナウイルスの場合にもＷＨＯは何度も検討を重ねた末の決定でした。一方、日本では新型コロナウイルス感染症を感染症法の「指定感染症」として施行を開始しました。指定感染症になると、強制的な入院措置をとることができ、入院が公費負担になり、感染患者に対し一定期間仕事を休む制限をかけることができます。さらに、患者発生時に接触者の調査を積極的に行うことができます。この措置により新型コロナウイルス感染症は行政検査となったのです。この頃（一月末）、国立感染症研究所から地方衛生研究所へ検査キットが配付されました。行政検査は国が管理するので法的に執行される反面、検査施設が限られることから一日の検査数の少なさが問題となりました。この問題を解決するために三月六日から保険診療で検査ができるようにして、特定の検査会社や大学病院などの検査ができる機関で検査できるようになりました。中国でも検査に関する問題が生じていまし

新型コロナウイルス感染症の症状

新型コロナウイルス感染症では発熱や鼻水，咳などの風邪のような症状から始まります．この時点でインフルエンザなどの風邪との区別は難しいといえます．しかし，新型コロナウイルス感染症では１週間以上症状が持続することが多く，普通の風邪よりも長く続くことが特徴です．また，味覚や嗅覚障害も起こりやすいといわれています．８割の人が軽症で済むのに対して，２割が肺炎を起こし重症化します．肺炎は急激に進むともいわれています．SARSでは下痢を併発する人が多かったのですが，新型コロナウイルス感染では必ずしも下痢を起こすわけではありません．糖尿病，高血圧，心臓病などの持病がある人や高齢者が重症化しやすいとされます．

た。検査待ちの検体があまりにも多すぎるために、臨床所見による診断を取入れたことにより患者数と死亡者数が一時的に急増したことがありました。

新型コロナウイルス感染症はＳＡＲＳやＭＥＲＳと比較されることが多いのですが（表１・１）、二月三日には世界では死亡者がＳＡＲＳを上回ってしまいました。英国籍のクルーズ船「ダイヤモンド・プリンセス号」に感染患者がいることが判明し、これ以降二月一九日に下船が開始されるまで三七一一人の乗客のうち六九六人の感染者が確認されました。簡単には比較できないかもしれませんが、クルーズ船の感染率は約一八・八％に対してチャーター便では約一・八％と低い割合で抑えられています。また、密室状態の屋形

表 1・1　新型コロナウイルス感染症と他の感染症との比較

	SARS	MERS	新型コロナ	季節性インフルエンザ
発生場所	中国広東省	アラビア半島諸国	中国湖北省武漢市	
発生年月	2002年11月	2012年9月	2019年12月	おもに冬季
終　息	2003年7月	終息していない	終息していない	毎年流行
自然宿主	コウモリ	ヒトコブラクダ	コウモリ	
感染経路	飛沫感染，濃厚接触	主に濃厚接触	飛沫感染，濃厚接触	飛沫感染，空気感染
潜伏期間	4～7日	2～14日	2～14日（未確定）	1～3日
おもな症状	高熱，肺炎，下痢	高熱，肺炎，腎炎，下痢	高熱，肺炎	高熱，頭痛，関節痛
感染者数	8096人	2499人以上	（未確定）	不明
致死率	9.6%	34.5%	3%（未確定）	0.1%
基本再生生産数	3	0.7	6（未確定）	2

船で感染が拡大したなどの報道もありました。この頃から、閉鎖空間で濃厚接触の機会が多いことが感染拡大をもたらすことが明らかになってきました。そして、二月八日武漢市の日本人が初めて亡くなり、一三日には日本で初めての死亡者が出ました。二月二七日に日本政府は全国の小中高等学校へ臨時休校を要請し、それに伴い、イベントや集会など多くの人が集まる催しが自粛され始めました。

三月に入ると、中国では収束に向かう気配がある一方で、韓国、東南アジア、ヨーロッパ諸国、米国で爆発的な感染が起こりました。さらに、南半球の国々にも拡大していきました。そして、経済への打撃が顕在化していきました。日本では大きなスポーツのイベントに影響が及んでいきます。大相撲の無観客試合、春の高校野球の中止、そして二〇二〇年の東京オリンピック・パラリンピックが延期になりました。四月には全都道府県で緊急事態宣言も出されました。迅速診断法の開発、治療薬やワクチンの開発などの開発が急ピッチで進み始めました。これらのことを本書の各章で詳しく解説していきます。

＊　＊　＊

この章では、新興ウイルス感染症は、初動が遅れると拡大してしまうことを学びました。次の章からは、自分と家族の命を守るため、積極的に正しい知識を学んで実践するために、まずコロナウイルスとは何者なのかについて解説していきます。

第２章　コロナウイルスのやさしいウイルス学

二〇二〇年になってから、多くの人が「コロナウイルス」という単語を一日に何度も何度も聞いたり口にしたりしていると思います。そして、「正しく怖がれ」という標語も浸透しています。孫子の兵法では「敵を知り、己を知れば、百戦殆《あや》うからず」といっています。コロナウイルスのことをどれくらい知っているかを自問自答してみてください。突如この世に出現した新型コロナウイルスですが、コロナウイルスそのものについてはほとんどわからない人が多いのではないでしょうか。そこで、コロナウイルスについてやさしく解説していくことにします。この章でコロナウイルスを究めてください。

新型コロナウイルスにも本名がある

ウイルスにも名付け親がいます。国際ウイルス命名委員会（ＩＣＴＶ：International Committee on Taxonomy of Viruses）がウイルスの命名と分類を行い公表しています。今、読者の皆さんが新しいウイルスを発見して、「ＡＡＡウイルス」と名付けて学会や論文で発表したとします。しかし、その後ＩＣＴＶがウイルス学的な見地から「ＢＢＢウイルス」と命名した場合にはこれに従うことになります。ＩＣＴＶが定めた新型コロナウイルスの名称は、**SARS-CoV-2**です。日本人は新しいタイプのコロナウイルスとして新型とよんでいますが、ウイルス学的にはＳＡＲＳの延長上にあるウイルスになっていることがわかります。この名前の中に「CoV」という単語が入っています。これは英語圏では「コブ」と発音します。日本語では「瘤《こぶ》」を連想してしまい、ウイルスの名前ではないような印象を受けます。「CoV」は「coronavirus（コロナウイルス）」を略した名称です。

一方、ウイルスによって起こる病気の名前（**疾患名**といいます）はＷＨＯによって定められます。今回は**COVID**《コヴィッド》**-19**になりました。二〇一九年に出現したコロナウイルスの疾患（Coronavirus Disease）という意味です。しかし、私たちは「新型コロナウイルス」というよび方に慣れていますので、この本では今までどおりに「新型コロナウイルス」「新型コロナウイルス感染症」などと表記することにします。

コロナウイルスは何者なのか

ここからはウイルス学の分類の話になりますが、やさしく解説していきますので是非とも読み進めて行ってください（図２・１）。ＩＣＴＶはウイルスの大きな分類として「目《もく》」を設定しています。コロナウイルスは「ニドウイルス目」の一員です。ニドウイルスの名前にも、もちろん意味があります。コロナウイルスのmRNAをつくる方法・様式に由来しています（後述します）。ニドウイルス目の中には、ヒトや動物に感染するコロナウイルス科とアルテリウイルス科、甲殻類に感染するロニウイルス科、昆虫に感染するメソニウイルス科が含まれています。これからもコロナウイルスの仲間はどんどん発見されていくと思われます。新型コロナウイルスの仲間はいろいろな動物に感染します。新型コロナウイルスの感染源はヘビである可能性を示す論文も発表されて話題になりました[1]。これまでヘビに感染しているコロナウイルスは発見されていませんが、甲殻類や昆虫類にもコロナウイルスが感染しているのならヘビにも感染していることはありえない話ではないのです。さて、新型コロナウイルスはコロナウイルス科の一員なので、さらに細かく分類してみましょう。コロナウイルス科には「コロナウイルス亜科」と「トロウイルス亜科」が

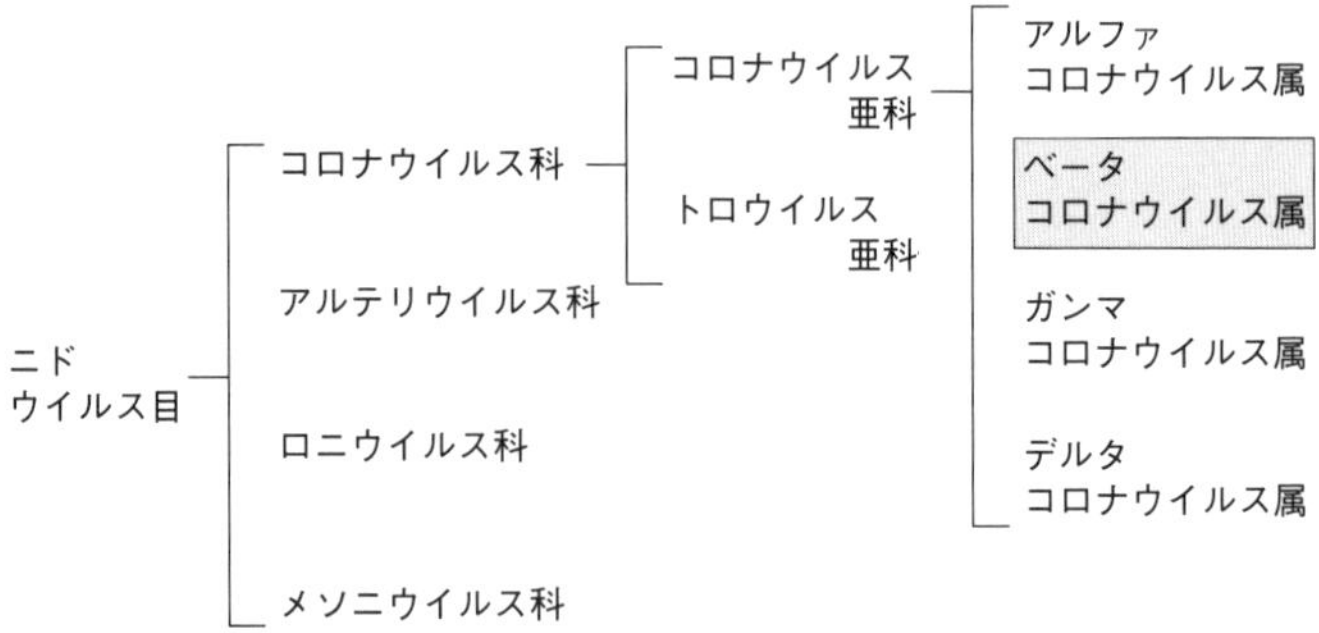

図 2・1　コロナウイルスの分類

含まれています。さらに、コロナウイルス亜科は、「アルファコロナウイルス属」「ベータコロナウイルス属」「ガンマコロナウイルス属」「デルタコロナウイルス属」に分類されます。新型コロナウイルスは「ニドウイルス目・コロナウイルス科・コロナウイルス亜科・ベータコロナウイルス属の新型コロナウイルスという種名」が正式名称となります。

なぜこのような分類が必要かというと、新型コロナウイルスは私たちが最近経験してきたSARSコロナウイルスやMERSコロナウイルスの仲間なのか仲間ではないのか、ということが新型コロナウイルスを理解するうえで重要になるからです。結論をいいましょう。SARSコロナウイルスもMERSコロナウイルスもベータコロナウイルス属なので仲間になります。さらに、SARS関連のコウモリコロナウイルスもベータコロナウイルス属です。

動物のコロナウイルスを知っておこう

次に家畜、伴侶動物などの身近な動物に感染するコロナウイルスに目を向けて、コロナウイルスの知識を深めていきましょう。コロナウイルスが私たちの身近な動物に感染して、私たちの生活にも影響を及ぼしていることを実感してください。さらに、動物のコロナウイルスの特徴から新型コロナウイルスのまだわかっていない性状を想像し、新型コロナウイルスの謎の解明に挑戦してみましょう。

（1）**ブタ流行性下痢ウイルス（アルファ）**　仔ブタに下痢、嘔吐、食欲不振を起こし、特に一〇日齢以下の哺乳ブタの多くは脱水で死亡してしまいます。二〇一四年頃に日本の養豚場でも流行し、初夏には豚肉の卸売価格は前年度の同じ時期に比べて約四割高くなり、家庭の財布を直撃したという経済面で重要なウイルスです。

（2）**ブタ伝染性胃腸炎ウイルス（アルファ）**　このウイルス性疾患も下痢や嘔吐を主症状として、哺乳ブタの致死率が高いのが特徴です。コロナウイルスの変異については後述しますが、ブタ伝染性胃腸炎ウイルスのスパイクタンパク質（図2・5参照）の一部が欠失することで、感染部位が腸から肺に変わってしまい**ブタ呼吸器コロナウイルス**が誕生しました。このコロナウイルスの変異は感染する臓器を変えてしまいました。新型コロナウイルスではコウモリなどの野生動物からヒトに感染し、ウイルスに変異が起こってヒトからヒトに感染しやすくなったといわれているように、ウイルスの変異が感染する動物種を変えてしまうこともあります。

（3）**ネコ伝染性腹膜炎ウイルス（アルファ）**　このウイルスはネコ腸内コロナウイルスが変異して強毒になったウイルスです。ネコ腸内コロナウイルスは軽い腸炎を起こす程度の弱毒ウイルスですが、ネコの腸内で変異してマクロファージに感染できるようになるとネコ伝染性腹膜炎ウイルスという強毒ウイルスに変身して、文字どおり腹膜炎を起こします。このウイルスの変異は感染する臓器を変えてしまうだけではなく、毒性をも強くしてしまうという、やっかいな変身をさせてしまいます。新型コロナウイルスでも呼吸器感染にとどまらず、全身感染してしまうという報道がありました。今後の研究で全身感染型のウイルスに変身させた変異が明らかになるかもしれません。ネコ伝染性腹膜炎ウイルスにはもう一つの特徴があります。多くのウイルスは抗体が結合すると細胞に感染できなくなるのに対して、ネコ伝染性腹膜炎ウイルスは抗体が結合すると逆に感染力が増してしまいます。ウイルス学では**ＡＤＥ**（抗体依存性の増強：antibody dependent enhancement）といいます。ワクチンは体内で抗体をつくらせることが目的なので、ネコ伝染性腹膜炎ウイルスにワクチンを接種すると抗体が病状を悪化させてしまう可能性があり、ワクチンの開発は困難になります。二〇一四年に七〇年ぶりに国内感染者を出したデングウイルスもＡＤＥを起こすウイルスとして知られています。ＳＡＲＳコロナウイルスでは実験的にフェレットに感染させるとＡＤＥを起こします。これまで、多くの大学や製薬会社がネコ伝染性腹膜炎ウイルスやデングウイルスの開発に挑戦してきましたが、本当に効果のあるワクチンは販売されていません。新型コロナウイルスのワクチンを開発する際にもＡＤＥを起こすか否かを見極めることは非常に重要なポイントです。

（4）イヌコロナウイルス（アルファ）　嘔吐と下痢を主症状としますが、イヌパルボウイルスと一緒に感染すると重篤化するやっかいなウイルスです。SARSではマイコプラズマと一緒に感染すると悪化すると考えられています。なお、イヌやネコのコロナウイルスが変異して新型コロナウイルスになることはありません。

(5) マウス肝炎ウイルス(ベータ)　昔はコロナウイルスの代表種として研究されていました(第1章のコラム参照)。マウスに肝炎、脳脊髄炎、腸炎などさまざまな病気を起こします。感染力がきわめて高いことが特徴です。このウイルスはマウスに持続感染することから、いったん感染してしまうと排除することは不可能です。新型コロナウイルスも持続感染するかもしれないといわれていますので、マウス肝炎ウイルスの持続感染のメカニズムは参考になりそうです。マウス肝炎ウイルスに感染したマウスは持続感染していてストレスがかかると発症してしまうこと、非常に感染しやすい性質をもったウイルスであることから、動物実験舎でこのウイルスが発見されると施設を完全に消毒しなければなりません。

(6) ブタ血球凝集性脳脊髄炎ウイルス(ベータ)　このおどろおどろしい名前のウイルスにブタが感染すると、発熱に続いて全身性の神経症状を起こします。マウス肝炎ウイルスとともに神経症状を起こすコロナウイルスとして知られています。

(7) ニワトリ伝染性気管支炎ウイルス(ガンマ)　ニワトリに呼吸器疾患を起こすウイルスですが、コロナウイルスのなかでも最も変異の激しいウイルスとして知られています。そのために多くのウイルス型を生んでしまっています。新型コロナウイルスにはL型とS型があるという論文がありましたが、その他の論文も合わせて考えると、ニワトリ伝染性気管支炎ウイルスよりは変異の頻度は低いと考えられます。

ここまで見てきたようにコロナウイルスはさまざまな動物に感染します。さらに、ミンク コロナウイルス（アルファ）、ハリネズミ コロナウイルス（ベータ）、アヒル コロナウイルス（ガンマ）、シロクジラ コロナウイルス（ガンマ）、ツグミ コロナウイルス（デルタ）など、一般には知られていないウイルスもあります。このように獣医ウイルス学という立場からみると、コロナウイルスはあらゆる動物に感染するので特別なウイルスではありません。

コロナウイルスのレセプター

ウイルス感染の第一歩は**レセプター**（受容体）への結合です（図2・2）。よくウイルス表面のタンパク質（スパイクタンパク質）は鍵、細胞表面のタンパク質は鍵穴にたとえられています。鍵と鍵穴がマッチしたときに、扉が開き感染が成立します。SARSコロナウイルスと新型コロナウイルスは**ACE-2**（アンギオテンシン変換酵素Ⅱ）をレセプターとして使っています。しかし、すべてのコロナウイルスがACE-2を使っているわけではありません。これまでに登場したコロナウイルスの仲間がどんなレセプターを使っているのか見ていきましょう。

ヒトに感染するヒトコロナウイルス２２９Ｅとブタ伝染性胃腸炎ウイルス、ネコ伝染性腹膜炎ウイルス、イヌコロナウイルスはそれぞれの動物に特有なアミノペプチダーゼＮという酵素系のタンパク質に結合します。これらのウイルスは種を超えて感染することはありません。ＭＥＲＳコロナウイルスは**ＤＰＰ４**という別の酵素系のタンパク質に結合するといわれています。マウス肝炎ウイルスはCEACAM1という細胞の接着因子を使っています。このように、ひとくちにコロナウイルスといっても、使うレセプターは統一されていません。レセプターはウイルスの感染する動物種や感染する組織を特定します。ＡＣＥ-２を発現していない培養細胞にはＳＡＲＳコロナウイルスは感染できません。しかし、この細胞にＡＣＥ-２を人工的に発現させてやると、ＳＡＲＳコロナウイルスは感染できるようになります。感染するか否かをレセプターという一つのタンパク質が決めていることは、脅威ともいえます。逆にレセプターがなければウイルスは感染できないので、動物からのウイルス感染を極端に恐れる必要はありません。ところが、ヒトと動物で共通にあるレセプターを使うウイルスは人獣共通ウイルス感染症をひき起こしてしまいます。余談ですが、インフルエンザウイルスは細胞表面のシアル酸、ＨＩＶはＴリンパ球のＣＤ４などをレセプターとして使い、細胞に侵入します。

コロナウイルスができるまで

　コロナウイルスはレセプターに結合することを契機として、**エンドサイトーシス**というシステムにより細胞内に侵入します（図2・2）。エンドソームという小胞の中にウイルスが入り込み、エンドソーム内が酸性になるとコロナウイルスのスパイクタンパク質が活性化されてエンドソームの膜と融合します。そしてエンドソームが開いてウイルスゲノムが細胞質へと放出されます（**脱殻**）。

　さて、ここからコロナウイルスの複製が始まります。コロナウイルスがどのように増殖するかを正しく知ってから、正しく怖がってください。コロナウイルスのゲノムの長さは約三〇キロ塩基（ベース）で、RNAウイルスのなかで最長です。一般にRNAウイルスのゲノムには無駄な領域がないと、ウイルスの研究者は考えています。無

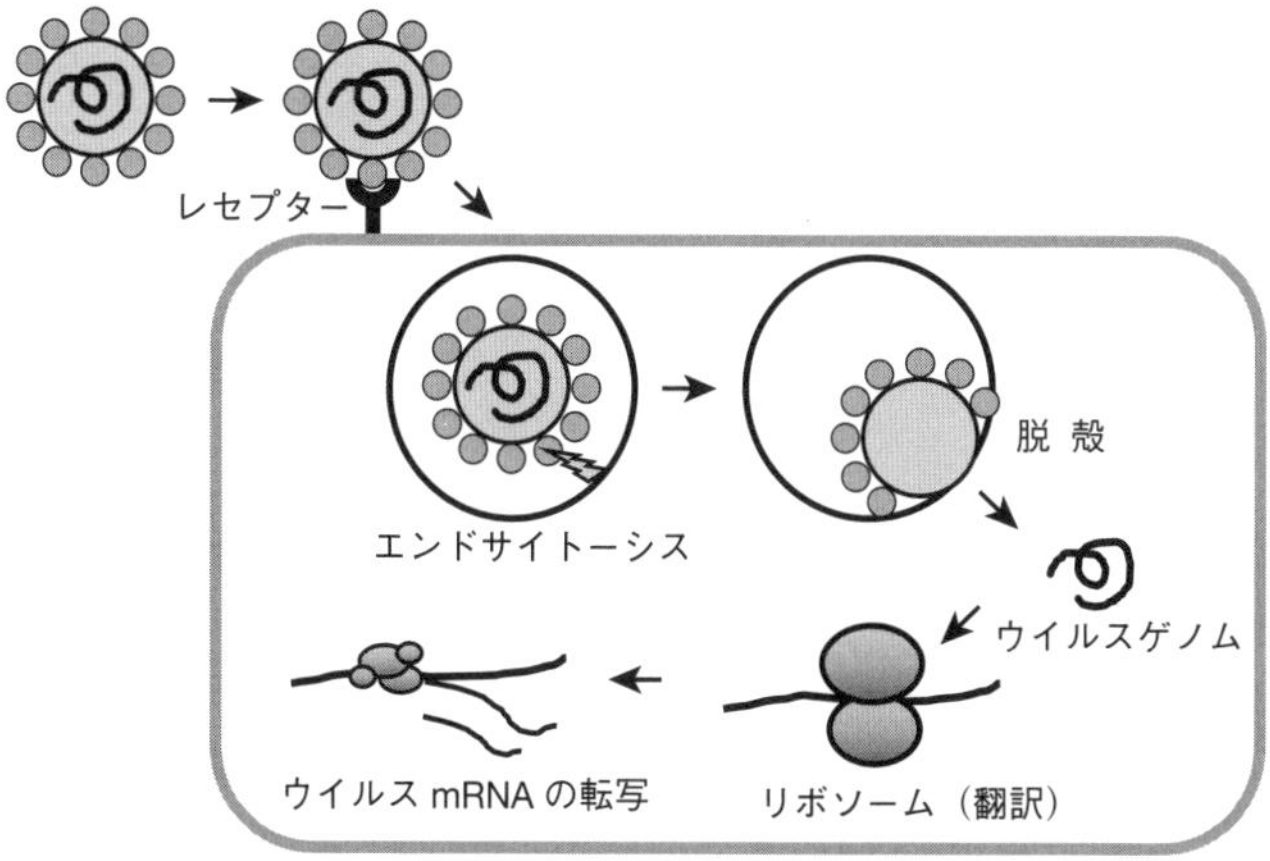

図 2・2　コロナウイルスの細胞内侵入

駄がないとは、ゲノムの中にギッシリとタンパク質の情報が含まれているということです。[2] 図２・３を見てください。コロナウイルスはゲノム全体を使って二四個のタンパク質を細胞内で合成します。

　細胞内に解き放たれたウイルスゲノムは、最初に自分を複製するためのポリメラーゼというタンパク質をつくらなければなりません。そのため、タンパク質合成装置のリボソームめがけて進んでいきます。リボソームでは最初にpp1abという大きなタンパク質をつくります。ppはポリプロテイン（polyprotein）の略です。ポリというように、このpp1abは細かく切断されて一六個のタンパク質ができます。もう一つ、コロナウイルスの不思議な現象を理解してもらわなければなりません。ＯＲＦ1aとＯＲＦ1bの間に「リボソームフレームシフト」と書いてあります。**ＯＲＦ**はオープンリーディングフレーム（open reading frame）といって、タンパク質に翻訳される領域をさします。タンパク質が翻訳？というと違和感があるかもしれませんが、タンパク質が合成されることを英語ではtranslationといい、直訳すると「翻訳」になります。リボソームでＯＲＦ１が読まれたあとにそのまま読み進んでいくと、すぐに終止コドン（翻訳を止めるサイン）が現れてＯＲＦ２が翻訳されなくなります。そこで、「フレームシフト」といって翻訳する箇所を一つだけずらすことで終止コドンを消滅させて、ＯＲＦ２まで翻訳を完了させます。ちょっと難しいですが、コロナウイルスは毎回わざわざ一つだけずらすという面倒な作業をしてタンパク質をつくっていることを理解

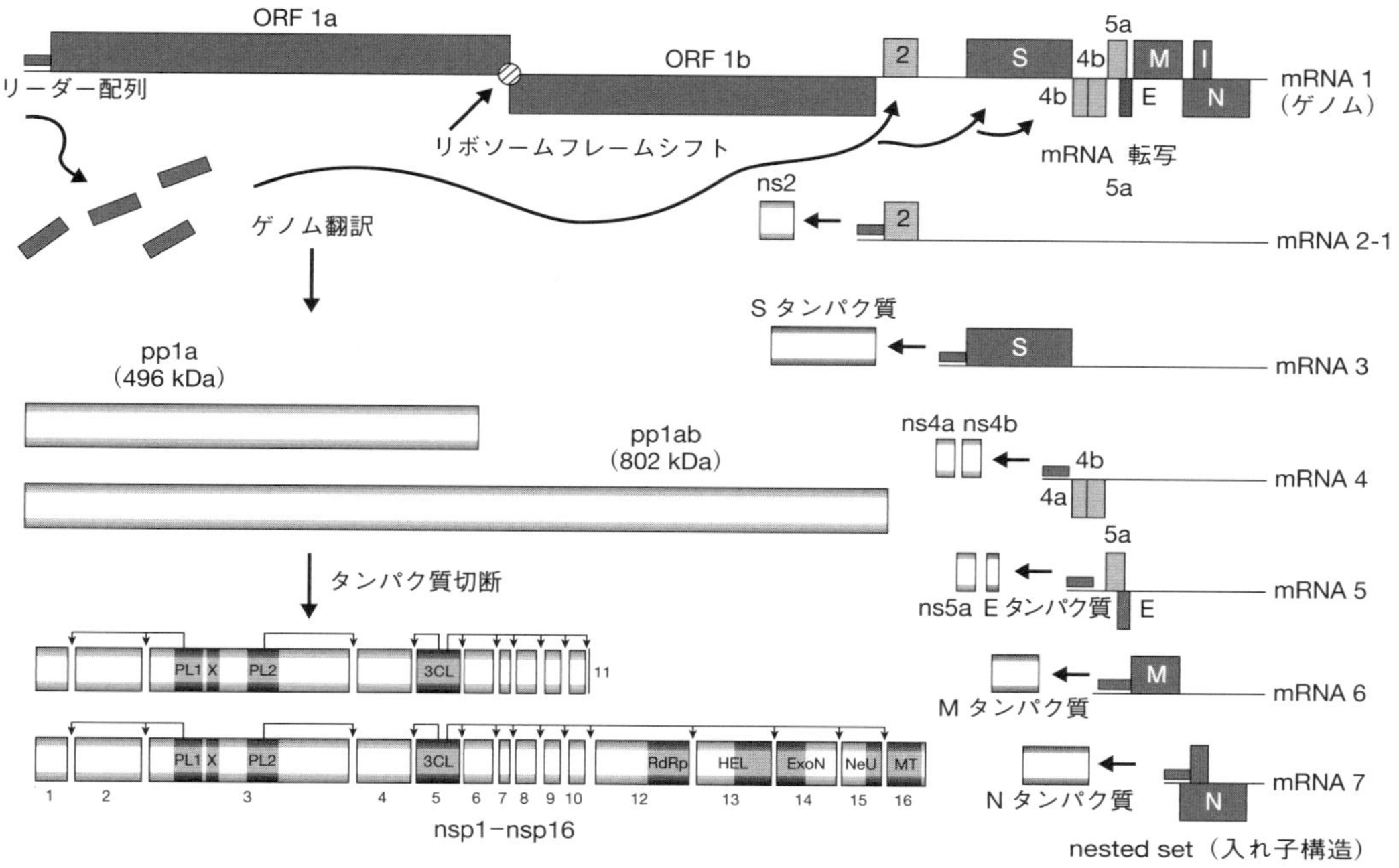

図 2・3　ベータコロナウイルス属のゲノムと mRNA［文献[2]を改変］

してください。リボソームフレームシフトという作業はコロナウイルスに共通です。このことからコロナウイルスには祖先となるウイルスが存在していて、祖先ウイルスがフレームシフトを起こすメカニズムを獲得していたと考えられます。コロナウイルスの祖先については第3章で説明します。

さて、細胞に侵入して、pp1abという長いタンパク質の合成に成功しました。そして、pp1abはタンパク質を切断する酵素によりnspという一六個のタンパク質になりました（図2・3および図2・4）。**nsp**とはnon-structural protein（非構造タンパク質）の略です。つまり、nspはウイルス粒子などを構成する構造タンパク質ではないことを示しています。このなかでnsp12がポリメラーゼとよばれる複製タンパク質です。しかし、ポリメラーゼがあればウイルスゲノムを複製できるわけではありません。ポリメラーゼに他のnspが結合し協力

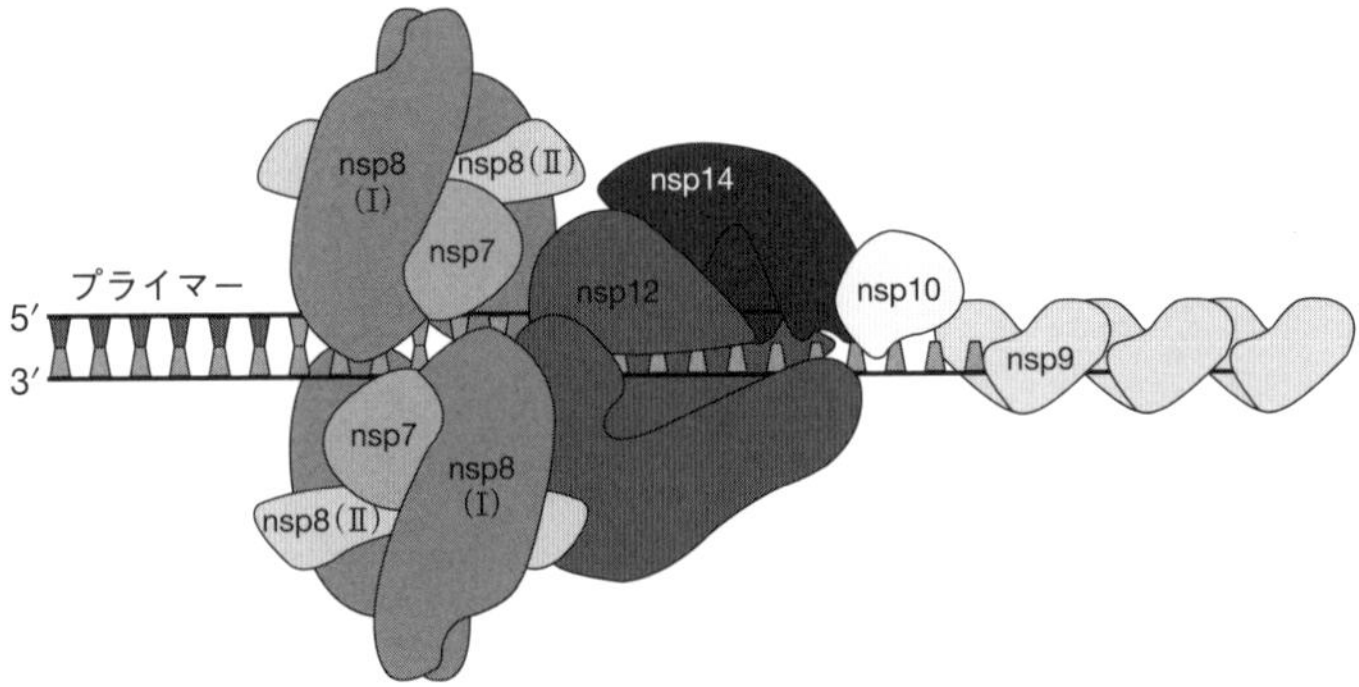

図 2・4　コロナウイルスのゲノム構造と非構造タンパク質（**nsp**）[3]

してウイルスの複製を行います。

コロナウイルスのポリメラーゼ（nsp12）に nsp7、nsp8、nsp10、nsp14 が結合します[3]。ここで重要なのは nsp14 の存在です。nsp14 にはエキソヌクレアーゼ活性というものがあり、コロナウイルスの変異をコントロールしています（第3章）。

ポリメラーゼを使って、ゲノムの逆鎖をつくりましょう。コロナウイルスは**プラス鎖**ウイルスなので、逆鎖（正確には相補鎖）は**マイナス鎖**です。プラス鎖はタンパク質を翻訳できる鎖で、マイナス鎖はプラス鎖をつくるための鋳型です。マイナス鎖の左端には**リーダー配列**という短い領域があり、このリーダー配列が合成されるとマイナス鎖上の**転写**（mRNAを合成すること）の開始部分に結合して、mRNAの合成を開始します。それぞれのmRNAは後ろの方が共通になっていることがわかります。これを co-terminal nested set といいます。ちょうど神奈川県箱根の伝統工芸品、寄木入れ子細工のようになっています。この章の初めにコロナウイルスはニドウイルス目に属するといいましたが、ニド（nido）とはラテン語の nidus に由来し、「入れ子」を意味しています。つまり、この複製の方法はニドウイルスの名前の由来になるほどの特徴であることを示しているのです。

ポリメラーゼを使って、mRNA1からmRNA7までのmRNAができ上がりました。そして、それぞれのmRNAはリボソームでタンパク質に翻訳されていきます。mRNA3からは**スパ**

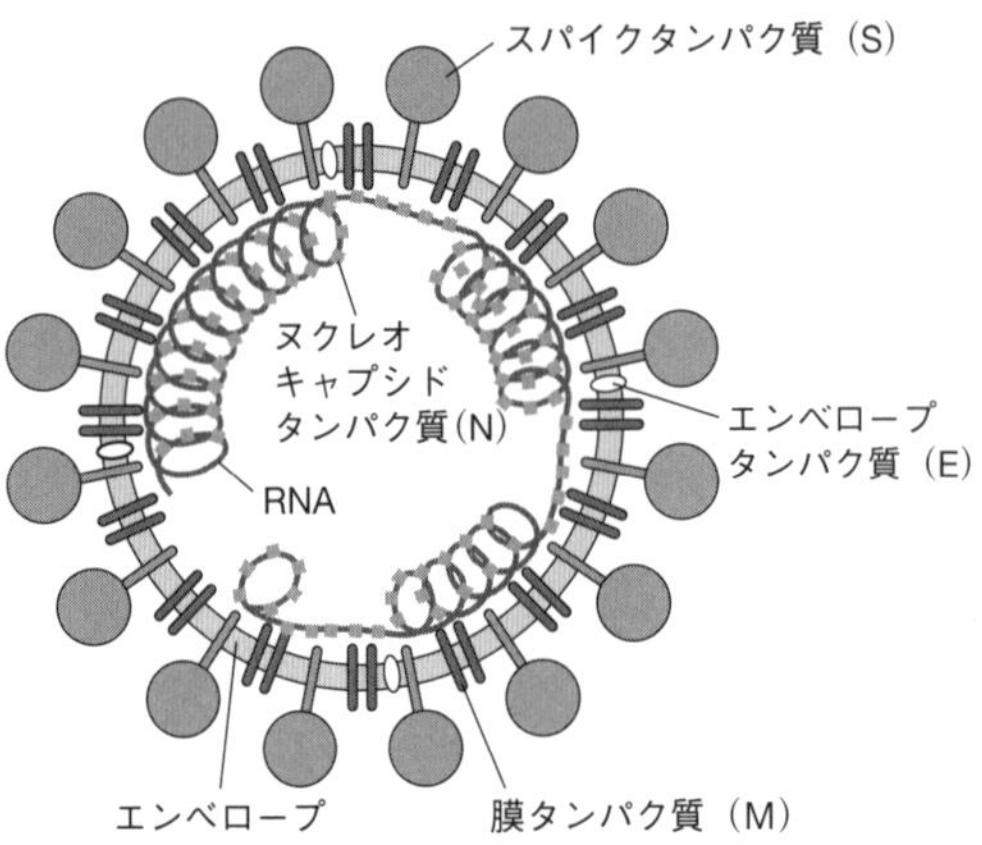

図 2・5　コロナウイルス粒子の模式図

イクタンパク質（S）、mRNA5から**エンベロープタンパク質**（E）、mRNA6から**膜タンパク質**（M）、mRNA7から**ヌクレオキャプシドタンパク質**（N）がつくられます。そして、スパイクタンパク質とエンベロープタンパク質と膜タンパク質が小胞（難しくいうと小胞体からゴルジ体に至る小胞）で集合してウイルス粒子をつくり、プラス鎖のウイルスゲノムとヌクレオキャプシドタンパク質が結合してウイルス粒子の中へ入ります（図2・5）。こうして感染性のあるウイルス粒子が細胞外へ放出されていきます。

＊　＊　＊

ここまで辛抱強くコロナウイルスの微生物学、ウイルス学を学んでいただきありがとうございました。コロナウイルスの共通項を抽出して、詳細や例外は無視して説明してきました。今、皆さんは新型コロナウイルスという敵を知りました。この知識は、検査方法（第5章）、ワクチン（第7章）、治療薬（第8章）を理解するために役立ちます。

干渉現象

新型コロナウイルスとインフルエンザウイルスが同時に感染したら，と考えるとちょっと怖くなります．第3章で触れるように二つのウイルスが一つの細胞に同時に感染して，ウイルスゲノムの組換えが起こることがあります．しかし，多くの場合，どちらか一つのウイルスがもう一つのウイルスの増殖を阻害します．これを**干渉現象**（interference）といいます．私たちの体にAウイルスが感染したときにインターフェロンを放出して抗ウイルス状態をつくります．そして，Bウイルスが感染しても増殖しにくくなります．したがって，新型コロナウイルスとインフルエンザウイルスの同時感染はあまり起こらないと考えられます（ケースレポートとして同時感染例はあります）．

逆に，二つのウイルスが同時に感染したときに，少なくとも一つのウイルスの増殖が促進される場合もあります．たとえば，培養細胞にブタ熱ウイルス（豚コレラウイルス）を感染させるとウイルスタンパク質がインターフェロンの産生を阻害するので，ここにニワトリのニューカッスル病ウイルスを感染させると増殖しやすくなり細胞を破壊していきます．この現象を**END**（exaltation of Newcastle disease）法といい，ブタ熱ウイルスの検出に使われていました．

また，ある種のコロナウイルス（マウス肝炎ウイルスなど）を培養細胞に感染させると増殖の途中で，短いゲノムのウイルスが大量につくられます．この短いゲノムがポリメラーゼなどのウイルスタンパク質を奪ってしまうために，本当のウイルスゲノムの複製が抑制されてしまいます．つまり，培養細胞の中で増えすぎたウイルスを自ら制御するためにゲノムに欠損のあるウイルスをつくるのです．これを**欠損干渉**といいます．

第3章　新型コロナウイルスの変異と進化

コロナウイルスはさまざまな動物に感染し、独特な複製システムによりウイルス粒子をつくることを学んできました。コロナウイルスを制圧する鍵は変異にあります。この章では変異を起こすメカニズムを学びましょう。

コロナウイルスの祖先

ウイルスにも祖先となる存在があることをお話しします。昔のことは誰にもわかりませんが、科学的に考えると正しいことをお話しします。ですから、何年後かには学説が変わるかもしれないことをあらかじめお断りしておきます。コロナウイルスのゲノムの塩基配列や変異スピードから複雑な計算をすると、コロナウイルスの祖先は約一万年前に誕生したと考えられています(1)。五千万年前という説もあります(2)。すでに撲滅に成功した天然痘の祖先にあたるウイルスも約一万年前に出現したといわれています(3)。もっと年代を遡ってみましょう。地球は約四六億年前にできました。そして約三八億年前に共通祖先から三つのドメイン（細菌、古細菌、真核生物）に分かれていったといわれています。この共通祖先にはすでにウイルスの共通祖先とよべるものが感染していたと考えられています。そのウイルスはおそらくアデノウイルスのような正二十面体のきれいな球形であった可能性があります。約五億三〇〇〇万年前にカンブリア大爆発が起こりました。その頃、三葉虫《サンヨウチュウ》やアノマロカリスが海の中を自由に泳いでいました。ストレスがあると口の周りにブツブツができることでお馴染みのヘルペスウイルスの祖先は、約四億年前に誕生しました。インフルエンザウイルスは約一億年前に誕生しました。八二〇〇万年前にはＢ型肝炎ウイルスが誕生していたといわれています。そして、二五〇〇万年前には霊長類の染色体の中にレトロウイルスが組込まれました。これらのウイルスに比べると、コロナウイルスの祖先は比較的最近に出現したという印象がありまず。それぞれの研究者がウイルスの進化速度から計算した結果なので、あまり深刻に考えないでください。コロナウイルスは約一万年前に誕生したという説を信じると、紀元前八〇〇〇年にあたります。中石器時代の前期から中期に移行する頃です。この頃シュメール文明やクレタ文明が栄えました。第10章でも触れますが、文明が栄えると野生動物の家畜化が起こります。家畜は集団生活を行いますので、ウイルス種も固定化されやすくなります。家畜化はまた人間と動物の距離を縮めることから濃厚接触が成立して、人獣共通感染症になる危険性をはらんでいます。

コロナウイルスの誕生から現在までの間に何が起こっていたかを見ていきましょう。まず、アルファ、ベータ、ガンマ、デルタの四つのコロナウイルス属に分かれていきました。遺伝子の詳細な解析からヒトに感染するコロナウイルスは動物由来であることが推察されています。[4] 風邪の原因のヒトコロナウイルス229EとNL63は、アフリカのコウモリの中で原型にあたるウイルスが発見されたことから、自然宿主はアフリカのコウモリといわれています。さらに229Eはラクダを経てヒトに感染するようになったと考えられています。NL63の中間動物はわかっていません。ヒトコロナウイルスOC43はネズミを自然宿主としてウシを経てヒトに感染したと考えられています。SARSコロナウイルスは最近の研究ではキクガシラコウモリを自然宿主としてハクビシンを介してヒトに感染してきたといわれています。第4章で詳しく解説します。MERSコロナウイルスは少なくとも三〇年前に自然宿主のコウモリからヒトコブラクダに感染し、現在もヒトコブラクダからヒトに感染しています。

あまり知られていないことですが、最近、コウモリからブタにコロナウイルスが感染した事例がありました。二〇一七年中国広東省の豚農場で仔ブタを中心にブタ急性下痢症候群（SADS）が発生し二万四〇〇〇頭以上の犠牲が出ました。感染源はキクガシラコウモリでした。[5] SARSコロナウイルスもSADSコロナウイルスも広東省で発生し、その起源も同じ種類のキクガシラコウモリであることは偶然の一致ではないはずです。

コロナウイルスの変異調節メカニズム

私たちの体を構成する細胞は、ゲノムを複製するときに誤り（エラー）が起こると修正するシステムをもっています。このシステムのおかげで癌細胞の出現が抑えられています。ウイルスにも似たようなシステムがあります。ウイルスは大きく**DNAウイルス**と**RNAウイルス**に分けられます。一般にDNAウイルスのゲノムは長くエラーの数が多いためにそれを修復するシステムがありますが、RNAウイルスのゲノムは短くエラーの数が抑えられるので修復システムをもっていません。コロナウイルスはRNAウイルスです。このため、「新型コロナウイルスはRNAウイルスなので修復システムがなく、変異が起こりやすい」といわれています。しかし、コロナウイルスは修復システムをもっていることがわかっています。具体的には第2章でご紹介したnsp14というタンパク質がポリメラーゼに結合して働きます。nsp14にはエキソヌクレアーゼ活性という誤って取込まれた塩基を取除く能力があります。実際にリバースジェネティクスという手法でコロナウイルスを人工的につくり、nsp14を欠損させてみると、変異率は上昇することが確かめられています[6]。

nsp14の働き方を見てみましょう。たとえば、ウイルスゲノムを複製するときに一二三四番目の塩基は本来A（アデニン）という塩基になるはずなのに、ポリメラーゼが誤ってC（シトシン）を入れてしまったとします。すると、nsp14がその誤りを感知してCを取除くのです。そしてポリメラーゼは改めて正しいAを入れて複製を進行していくのです。こんな巧妙な修復をコロナウイルスが行っているとは驚きです。繰返しますが、コロナウイルスはＲＮＡウイルスのなかで唯一修復システムをもつウイルスなのです。新型コロナウイルスも例外ではなく**修復酵素**をもっています。

なぜ、コロナウイルスだけが修復酵素をもつに至ったかを考えてみましょう。多くのＲＮＡウイルスのゲノムの長さは一〇キロベース（一万塩基）ですが、コロナウイルスはＲＮＡウイルスのなかでも群を抜いて長く三〇キロベースもあります。コロナウイルス以外のＲＮＡウイルスはゲノムが短いので変異が入ったとしてもその姿を維持できると考えられています。私たちは変異という言葉を聞くと、ウイルスゲノムに大量の変異が入って別のウイルスになってしまうのではないか、というくらい大げさに考えてしまいがちです。しかし、冷静に考えるとそんなに変異が入るのなら、ウイルスはコロコロと形を変えていってしまうはずです。ウイルスの進化の知識はここで生かされます。ウイルスは私たちの祖先より前に誕生していて、いまだにその形を保っています。コロナウイルスも一万年前からその形を崩してはいないのです。ＲＮＡウイルスは変異しやすいといっても、私たちの想像するほどではないことを覚えておきましょう。

話を戻します。コロナウイルスの場合には、ゲノムが長いので変異が入りすぎるとその姿を維持できなくなるために、修復システムをもつに至ったと考えられています。ここで矛盾が生じます。ＳＡＲＳコロナウイルスはコウモリの中で変異してハクビシンなどに感染できるようになったということは、コロナウイルスは修復酵素をもっているのに変異していることになり矛盾します。その答えはコロナウイルスの巧妙な生存戦略に隠されています。スパイクタンパク質の変異を許さないと抗体から逃れることができずに滅んでしまいます。また、ＳＡＲＳコロナウイルスではスパイクタンパク質の変異がコウモリからハクビシンへの感染を可能にしたことから、スパイクタンパク質に変異が入ると**宿主域**（ウイルスが感染・増殖することができる細胞あるいは生物の種類や範囲）を広げることができます。そこでコロナウイルスはその姿を維持できるくらいの範囲で変異を許すような修復システムをもつようになりました。このように考えると、「コロナウイルスは巧妙に変異する」という表現が適しているかもしれません。

コロナウイルスのゲノムの組換え

インドの研究者が、新型コロナウイルスにはＨＩＶの遺伝子の一部が挿入されているという論文を発表して話題になりました。この論文はすぐに取下げられて今は読むことができません。このように、コロナウイルスには変異に加えて挿入などの組換えが起こると考えられています。これまでウイルスゲノムの一つか複数の塩基が変わることを**変異**とよんできました。一方、**組換え**とは二つのウイルスゲノムの間でやや長い領域の入れ換えが起こることをさしています。つまり、ゲノムの一部分に別のウイルスのゲノムが入り込むという現象です。ウイルス学では厳密には別の定義になりますので、しっかり学びたい方は専門書を開いてみてください。ここではコロナウイルスが別のウイルスの遺伝子をもらってくる（組換え）可能性について検証してみます。

コロナウイルスのなかには**ヘマグルチニンエステラーゼ**（HE）をもっているものがいます。ヘマグルチニンエステラーゼはC型インフルエンザウイルスに特徴的なウイルス表面に出ているタンパク質で、赤血球を凝集させる能力があります。ヒトに感染するコロナウイルスではOC43とHKU1がヘマグルチニンエステラーゼをもっています。SARSコロナウイルスやMERSコロナウイルス、そして新型コロナウイルスはもっていませんが、コロナウイルスの特徴として学んでおきましょう。未来に出現してくる新しいコロナウイルスはヘマグルチニンエステラーゼをもっているかもしれませんので。

それでは解説していきます。マウス肝炎ウイルスのORF2にはC型インフルエンザウイルスのヘマグルチニンエステラーゼに似たタンパク質があります(7)。おそらく、マウス肝炎ウイルスがマウスの肺に感染したときに、C型インフルエンザウイルスも同時にマウスの同じ肺の細胞に感染し、C型インフルエンザウイルスのヘマグルチニンエステラーゼの遺伝子がマウス肝炎ウイルスのゲノムに入り込んだ（組換えを起こした）と考えられます。コロナウイルス科とオルトミクソウイルス科（インフルエンザの属する科）のように異なるウイルス科が組換えを起こす例はほとんどありません。

別の例をみてみましょう。ヘビが自分の体を結んでしまったり、空中を凝視していたりした後に衰弱して死んでしまう「封入体病」というウイルスによる奇病があります。このウイルスはエボラウイルスが属するフィロウイルス科とアレナウイルス科の組換えウイルスの可能性があります。ウイルス科を超えた組換えはその他数種類の例があるだけなので、きわめて稀《まれ》なことといえます。これらのウイルスは別のウイルスから遺伝子をもらうことで、どのようなメリットが得られるのかを次の例で考察していきましょう。

筆者の研究室と麻布大学の長井 誠教授らとの共同研究で、ブタの糞便から新しいウイルスを発見する研究を行っています。その過程で、ブタエンテロウイルスのゲノムの中にブタトロウイルスの**PLCP**（パパイン類似システインプロテアーゼ）というタンパク質をコードする遺伝子が入り込んでいるのを発見しました。PLCPはインターフェロン（細胞が分泌してウイルスに対抗するためのツール）を抑制する働きがあります。PLCPをもつウイルスはインターフェロンに対抗できるので増えやすいといえます。これが組換えのメリットです。実際にはウイルスはメリットを考えて行動することはありません。しかし、PLCPをもつようになったウイルスはもたないウイルスよりも増殖しやすくなります。第2章で見てきたようにブタトロウイルスはコロナウイルス科のウイルスです。一方、ブタエンテロウイルスはピコルナウイルス科に属するウイルスです。この組換えウイルスは米国、オランダ、中国、韓国などさまざまな国でほぼ同時に発見されました。さらに中国のグループと筆者の研究室では、ブタエンテロウイルスのウイルス粒子をつくる構造タンパク質がなく、その代わりにブタトロウイルスのPLCPが挿入された不思議なウイルスも発見しました[8]。なぜ、不思議かというと理論的にウイルス粒子をつくることができないウイルスだからです[9]。このウイルスはどうやって感染していくのか本当に不思議なので、さらに解析を進めています。

このように、コロナウイルス科のウイルスは進化の過程で他のウイルスから役に立つタンパク質をもらって、増殖に役立てているという性質もあるようです。しかし、新型コロナウイルスにHIVのゲノムの一部が組込まれたかの真偽は謎のままです。論文を取下げたことから誤りがあったとも考えられます。一方、短いペプチドが新型コロナウイルスに挿入された可能性を示した論文が発表されています[10]。漢方に使われているセンザンコウは感染源動物の候補の一つですが、新型コロナウイルスのゲノムにはセンザンコウのコロナウイルスと比較してPRRAという特徴的なペプチドが存在しており、スパイクタンパク質の開裂に関与している可能性があるということです。第8章で解説しますが、スパイクタンパク質の開裂は細胞への侵入に必須です。

ウイルスは複製の過程でゲノムの一部を失うことがあります。これを**欠失**といいます。第2章では、アルファコロナウイルスのブタ伝染性胃腸炎ウイ

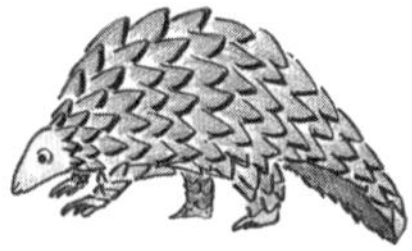

センザンコウ［© 水谷哲也］

ルスのスパイクタンパク質の一部が欠失してブタ呼吸器コロナウイルスに変身したことをお話ししました。新型コロナウイルス感染症の特徴的な症状は呼吸困難ですが、一部の患者では頭痛、吐き気、嘔吐などの神経的な症状も出ています。すぐにブタのコロナウイルスの例と結びつけて考えるのは危険かもしれませんが、新型コロナウイルスが患者の体内で標的臓器を変える可能性を考えておいた方がよいでしょう。ＳＡＲＳコロナウイルスでは、ヒトからヒトへ感染するようになった頃、ＯＲＦ８の中で二九塩基の欠失が起こったことが知られています。この二九塩基の欠失したウイルスは複製のスピードが遅くなることがわかっています[11]。

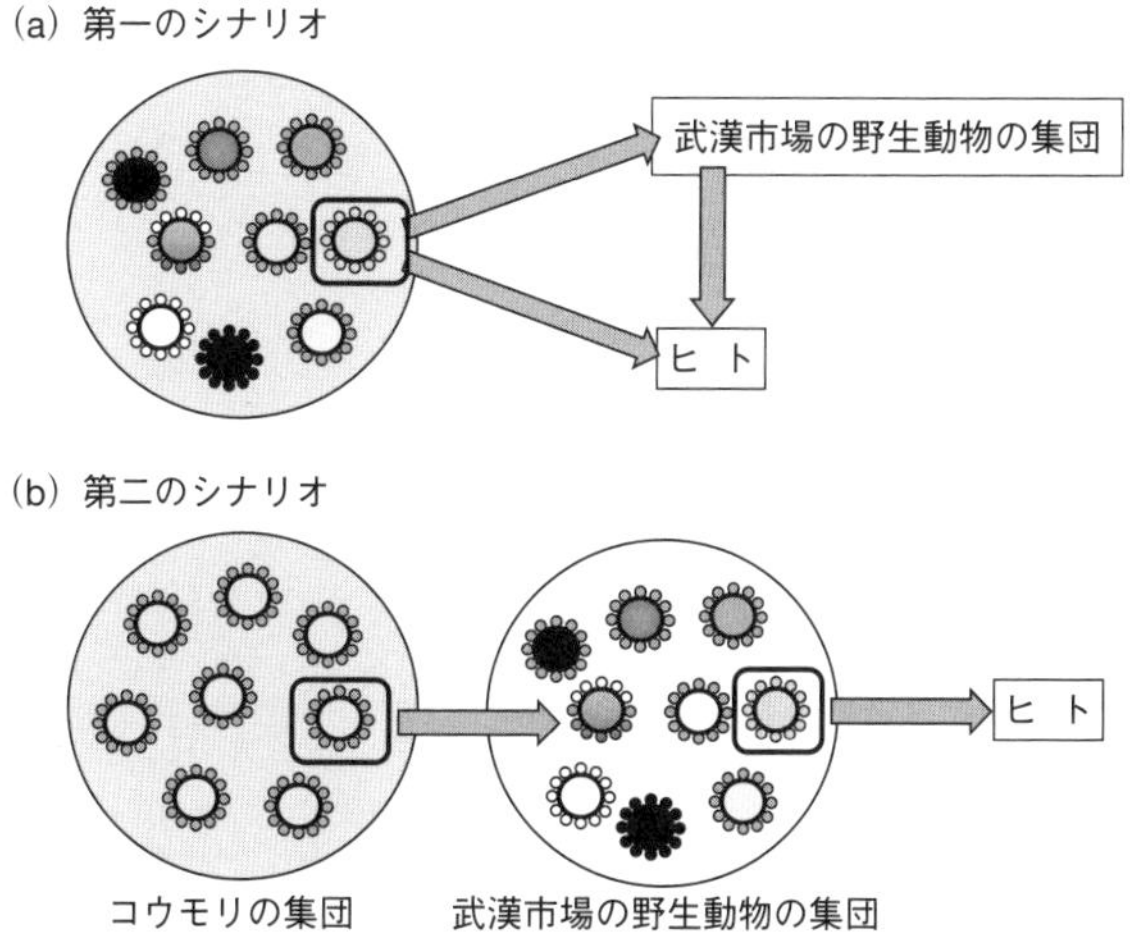

図 3・1　新型コロナウイルス誕生の模式図

新型コロナウイルス誕生のシミュレーション

この章のまとめとして、新型コロナウイルスが誕生したシナリオを考えてみましょう（図3・1）。中国の一〇九九人の患者のなかで野生動物と直接接触した人は一・九％であったという報告があります。[12] 第一のシナリオは、武漢市に生息するコウモリの中でコウモリコロナウイルスが変異や組換えを起こしながらさまざまなウイルスを産生していき、野生動物に感染する機会をうかがいます。偶然に野生動物に感染できたコロナウイルスが、武漢市の市場に運び込まれヒトに感染して新型コロナウイルスとして広まっていったというシナリオです。あるいは、コウモリからヒトに偶然に感染したケースも考えられます。第二のシナリオは、武漢市でコウモリのコロナウイルスがさまざまな野生動物に感染して、野生動物の中で変異と組換えを起こし、市場で売られていた野生動物の中にはさまざまなコロナウイルスが感染している状態がつくられたと考えられます。そして偶然に、ヒトに感染できたものが新型コロナウイルスとなりました。筆者は第一のシナリオが新型コロナウイルスを誕生させたと考えています。[13]

新興ウイルス感染症を制するポイントは、感染源となる動物との距離をおくことです。

第4章　ＳＡＲＳとＭＥＲＳから新型コロナウイルスの真実を探る

新しいウイルス感染症が出現し世界的に広がっている段階では、国家も国民も医師も研究者も誰もが手探り状態のまま、原因ウイルスの正体を知ろうとします。何度もいいますが、新型コロナウイルスの正式名はSARS-CoV-2なのでＳＡＲＳコロナウイルスの仲間です。ＳＡＲＳのことを知れば、新型コロナウイルスの正体もわかるのです。ＳＡＲＳコロナウイルスの研究は、終息宣言が出た二〇〇三年七月以降も続いています。一三年間の研究成果が生かされるときが来ています。

ＳＡＲＳを振返る

ＳＡＲＳが突如出現したのは一昔前のことになります。まだ生まれていなかった読者もいるかもしれません。ＳＡＲＳは二〇〇二年一一月に中国の広東省で初めての患者が確認されたことに始まります。二〇〇三年二月には香港のホテルに宿泊した中国人の医師からカナダ、シンガポール、ベトナムへ感染が拡大していきました。五月にＷＨＯが死亡率は一五％になるとの予測を発表しまし

致死率と死亡率の違い

新型コロナウイルス感染症の「死亡率は3%であった」と「致死率は3%であった」のどちらが正しいでしょうか．正解は後者です．**致死率**は死亡者数を感染者数で割った値なので，新型コロナウイルスに感染すると，何パーセントの人が亡くなるのかを表しています．一方，**死亡率**は死亡者数を国の人口で割った値です．したがって，国民の何パーセントが亡くなったのかわかります．感染症では致死率を使うことが多く，死亡率は癌などの疾患で用いられます．国民の胃癌，肺癌，子宮頸癌などの死亡率を比較すると，その国ではどの癌で死亡することが多いかわかります．

た。この頃、ＳＡＲＳに感染疑いのある台湾人医師が日本に滞在していたことがわかりましたが、この医師から日本人に感染したケースはありませんでした。そして七月一〇日にＷＨＯは終息宣言を出しました。ＳＡＲＳは八〇九八人の感染者を出し、死亡者数は七七四人にのぼり、致死率は九・四％でした。ここまでは皆さんも聞いた話かもしれません。しかし、ＳＡＲＳには続きがあるのです。

二〇〇三年九月に米国の国家情報会議はＳＡＲＳが秋に再流行する恐れがあるとする警告書を米国中央情報局（ＣＩＡ）に提出していました。この頃、シンガポール大学微生物研究施設など二カ所で実験中にＳＡＲＳコロナウイルス感染がありました。しかし、ＳＡＲＳの研究をしていたわけではなかったという話もあります。一二月に台湾の研究者がＳＡＲＳコロナウイルスに感染したことを台湾衛生署が発表しました。一二月に中国の広東省でＳＡＲＳ疑いの検査を受けて隔離されていた男性が二〇〇四年一月に正式に感染が確認されました。さらに、広東省では女性がＳＡＲＳコロナウイルスに感染していることも発表されました。当時はそのほかにも何人か感染していたかもしれません。

このようにＳＡＲＳは終息宣言が出されたのちも、散発的ですが感染例が報告されています。しかし、数人の感染者から別の人に感染させたという記録は見当たりません。また、二〇〇三年のような感染拡大はありませんでした。このことは何を意味しているのでしょうか。まず、研究室の感染者を除くと、広東省では終息後も感染源であるキクガシラコウモリもしくは何らかの野生動物からヒトへ感染したと考えられることです。このようにＳＡＲＳコロナウイルスはヒトへの感染のチャンスをうかがっていて、終息後も散発的にヒトへの感染が成立している可能性はあります。しかし、広東省では適切な医療ができたと考えられますので、散発例の封じ込めに成功しているといえます。もう一つの見方は、ＳＡＲＳ終息後に広東省で起こった散発例は実はＳＡＲＳではなかったのかもしれません。新しいＳＡＲＳコロナウイルスの仲間がコウモリの中で出現して感染したのかもしれません。

新型コロナウイルスはいつ終息宣言が出るのか気になるところです。ＷＨＯが終息宣言を出すための条件は、最後の患者からウイルスが陰性になったのを確認してから最大潜伏期間の二倍の日数の間に新たな患者を出さないことです。新型コロナウイルスの場合には最大潜伏期間を一四日と仮定すると二八日間になります。SARSのときは終息宣言後も感染が確認されていますので、七月の終息宣言は取消しになるのでしょうか。WHOの出す終息宣言はその感染症の流行に対する終息を意味しますので、散発的な発生があったとしても取消されることはありません。

MERSも振返る

二〇一二年にサウジアラビアのジェッダという都市の病院で、急性肺炎と臓器不全で死亡した患者がいました。そして、オランダのエラスムス大学医療センターで検体から新しいコロナウイルスが分離されました。当初は病院の名前を取って、Human Coronavirus - Erasmus Medical Center (HCoV-EMC：ヒトコロナウイルス・エラスムス医療センター）とよばれていました。現在、二七カ国でMERSの発生が報告されており、感染患者は二四九四人（二〇一九年一一月末日）、致死率は三四・四％です。[1] もともとコウモリが保有していたウイルスがヒトコブラクダに感染し、ヒトコブラクダからヒトへ、ヒトからヒトへ感染しました。いまだ終息していませんが、韓国の事例などを除いて爆発的な感染拡大はありません。

なぜ、ヒトコブラクダなのでしょうか。私たちが思い浮かべるラクダには二つのコブがあります。フタコブラクダはMERSの感染源とならないのでしょうか。第2章でMERSの細胞レセプターはDPP4というタンパク質であるといいました。ヒトコブラクダとフタコブラクダの

DPP4は同じではありませんが似ています。したがって、フタコブラクダにもMERSが感染する可能性はあります。フタコブラクダが感染源にならないのは、ゴビ砂漠の周辺などきわめて限定した地域にのみ生息しているために、感染の機会が少ないことが理由と考えられます。一方、ヒトコブラクダは中近東、中央アフリカ、東アフリカなど広い範囲で生息しています。詳細は省略しますが、サウジアラビアで三一〇頭のヒトコブラクダの抗体保有率は約九〇％（二八〇頭）です[2]。東アフリカでは過去に遡って抗体調査をすると少なくとも一九八三年に陽性のヒトコブラクダがいたことがわかりました。したがって、二〇一二年にMERSが発生した三〇年前にはコウモリからヒトコブラクダへの感染が成立していたことがわかります。ヒトコブラクダでは軽度の上気道炎にとどまることが、このラクダでの静かな感染拡大をひき起こしていると考えられます。

主戦場を変えながら拡大する新型コロナウイルス

三つのコロナウイルスを比較して、新型コロナウイルスの真実に迫りましょう。三つのウイルスはベータコロナウイルスというグループに入っていますが、遺伝子配列を比べるとSARSコロナウイルスと新型コロナウイルスは近く、MERSコロナウイルスは遠い関係にあります[3]（図4・1）。当然のことですが、遺伝子配列が似ているウイルスは性状も病気の起こし方も似ています。第2章で触れたように、SARSコロナウイルスと新型コロナウイルスは同じ細胞のレセプターを使いますし、第10章で解説するようにプラスチックなどの上での生存期間もほぼ同じです。

三つのウイルスの発生初期段階の感染拡大について見ていきましょう（図4・2）。発生初期ではＳＡＲＳとＭＥＲＳの感染者は少人数が絶えず感染しているというイメージです[1]。それに比べ新型コロナウイルス感染症では患者が急激に増加しています[4]。このように世界の感染者数では新型コロナウイルス感染症は他の二つのウイルスと違う経過をたどっているように見えます。ＳＡＲＳ[5]では感染者の約八割が香港を含む中国であったのに対して、新型コロナウイルス感染症では中国だけでなく、韓国、イタリアなどのヨーロッパ諸国、米国など多くの国で感染者が多いことも特徴です。中国の新型コロナウイルス感染者数の推移をみると発生から二カ月近くは急速に増加しますが、その後の一カ月で急速に減少してきます。韓国も同様の経緯をたどっています（第10章）。まとめますと、新型コロナウイルス感染症ではメインとなる国が多いことが特徴になります。このように新型コロナウイルスは主戦場を変えながら拡大していくタイプであることがわかります。

感染源を断つことが大切

新型コロナウイルスでは武漢市の市場で売られていた複数の野生動物が陽性になっていたという報道がありました。ＳＡＲＳやＭＥＲＳの事例から新型コロナウイルスはどのような動物に感染する可能性があるかを考察してみましょう。

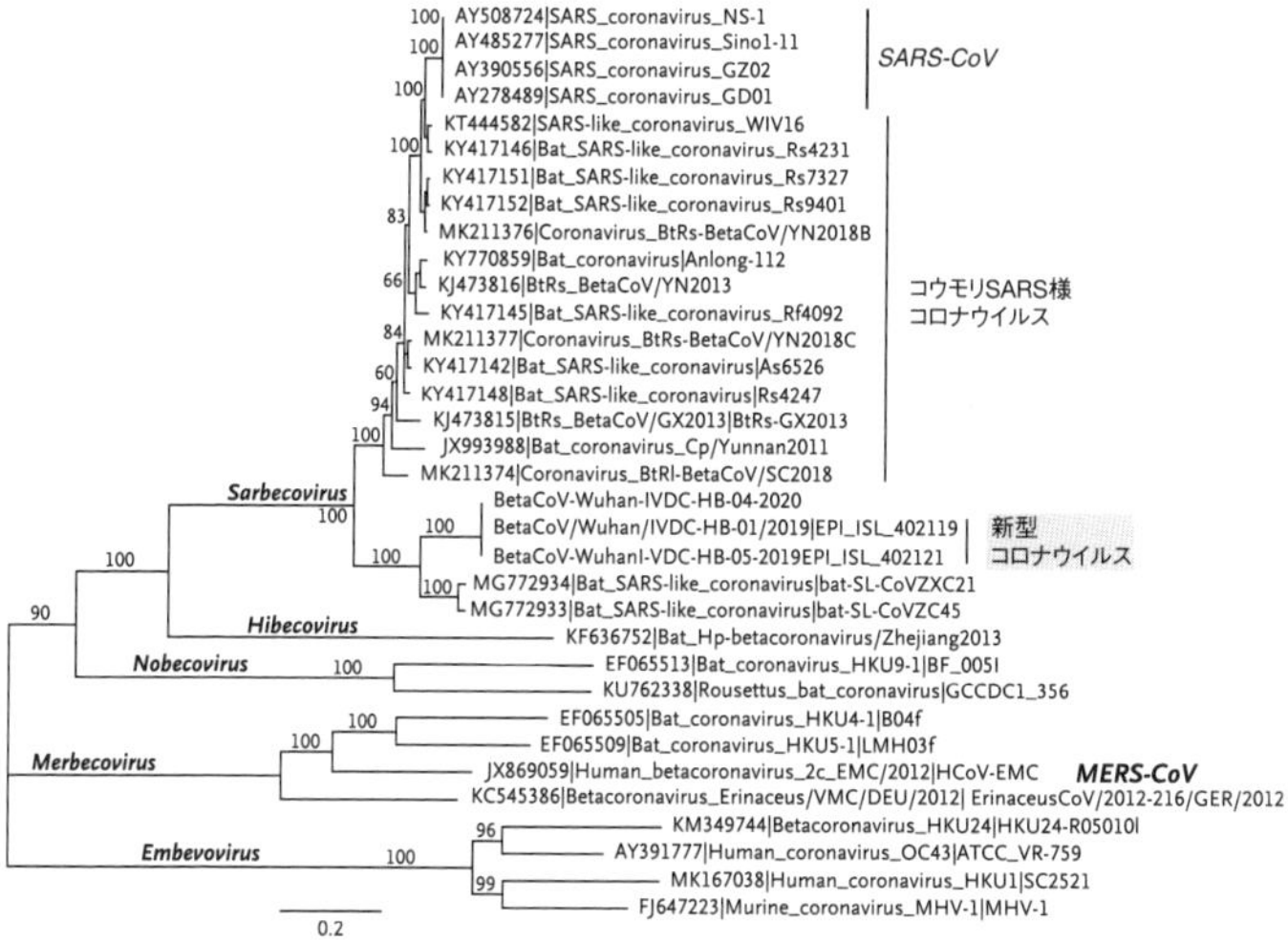

図 4・1　新型コロナウイルスと他のベータコロナウイルスゲノムの系統解析[3]

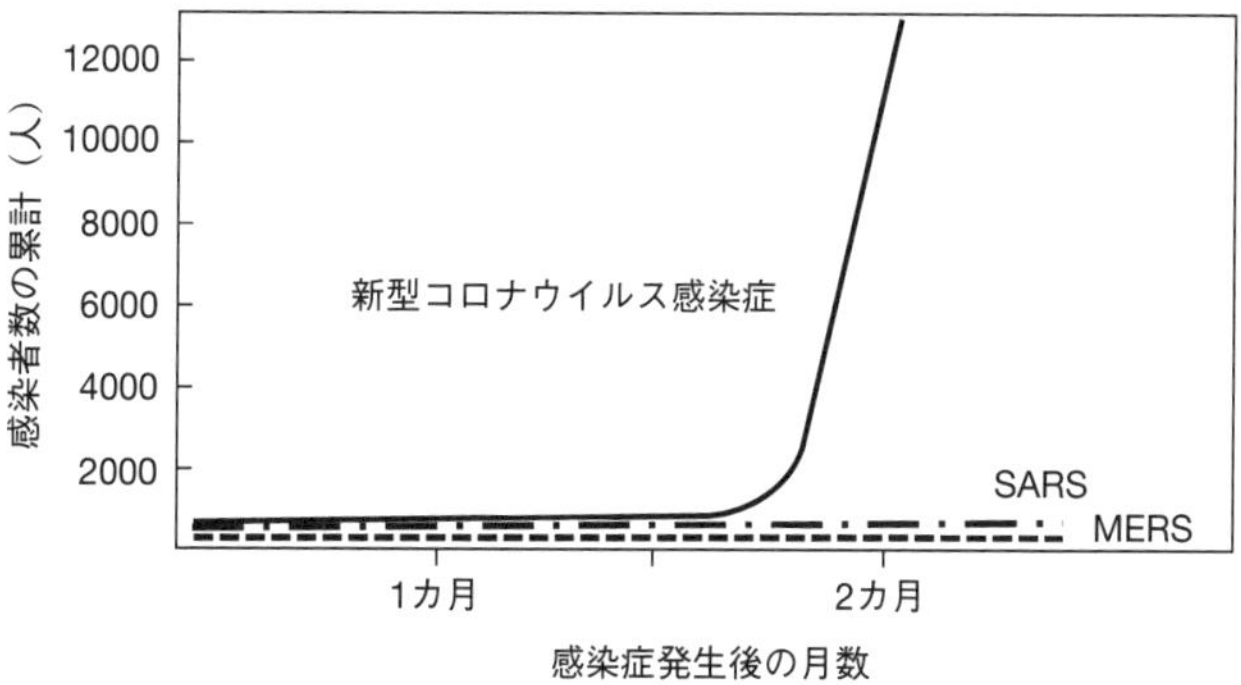

図 4・2　発生初期段階の三つの感染症拡大［WHO のデータ[1),4),5)]を参考に作成］

感染症拡大の用語

2020年3月11日，WHOのテドロス事務局長は「新型コロナウイルスはパンデミックといえる」と発表しました．なんとも歯切れの悪い発言ですね．しかし，これには理由があるのです．パンデミックと断定できる具体的な数値がないのです．ですから，各国の感染状況を見て，これはパンデミックではないかと思うというような表現になってしまいます．ここでは用語のおさらいをしておきましょう．ある地域内で感染症が恒常的に発生している状態を**エンデミック**（endemic：地域流行）といいます．そして，その地域内の感染者数が想定外に増加したときに**エピデミック**（epidemic：流行）になります．エピデミックを超えて世界に拡大していった状態を**パンデミック**（pandemic：世界的大流行）といいます．

MERSの細胞レセプターDPP4は、ヒト、ヒトコブラクダ、フタコブラクダ、サル、ウマ、ウサギ、ブタなどで似ていることから、今後も感染源になる可能性を否定できません。現在のところ、MERSコロナウイルスはヒトコブラクダがヒトの感染源になっています。ヒトからヒトへの感染も起こりますが、濃厚接触に限られているために、ヒトからヒトへの爆発的な感染はめったに起こりません。MERSは何らかの形でヒトコブラクダからの感染を断ち切ることが重要です。

SARSの感染源については論争がありました。二〇〇四年一月に香港大学や広州市疾病予防センターらが、ウイルスの主要キャリヤーはハクビシンである、と発表しました。しかし、WHOはハクビシンとは断定できないというコメントを発表しています。香港大学の主張のもとになったと考えられるデータがあります。ＳＡＲＳ発生の地である広東省の市場や農場では二〇〇三年五月まではＳＡＲＳコロナウイルス陽性のハクビシンがいたことが報告されています。[6] そして、終息後の二〇〇四年一月に行われた調査では広東省の市場で売られていたハクビシンからＳＡＲＳコロナウイルスが検出されていません。つまり、広東省の市場で売られているウイルス陽性のハクビシンが感染源になっていたという主張です。ところが、二〇〇五年にはコウモリからＳＡＲＳコロナウイルスに近い二つのウイルスが発見されて、ハクビシンは中間動物、感染源（自然宿主）はコウモリであると決着がつきました。広東省ではコウモリの中にＳＡＲＳコロナウイルスの原型となるコロナウイルスが受継がれていますが、感染したハクビシンは消えていったので、本当の感染源はコウモリであるといえます。これらのことから、ＳＡＲＳを再度発生させないためには、中間動物としてのハクビシンではなくコウモリのコントロールが重要であることがわかります。

感染源動物は多いかもしれない

ＳＡＲＳでは数多くの疫学調査が実施されており、コウモリとハクビシン以外の動物も登場しています。二〇〇四年一月、広東省のある市場で売られていた一五匹のタヌキがすべてＰＣＲで陽性でした。ここはハクビシンが陽性（九一頭中すべて）となった市場です。推測にすぎませんが、

ＳＡＲＳ終息後には広東省ではこの市場を起点として再燃の危機があったのかもしれません。タヌキのＡＣＥ－２はヒトのそれよりもＳＡＲＳコロナウイルスとの相性が良いという報告もあります。同じ時期の調査では、アカギツネ、飼いネコ、コキバラネズミなどでも陽性になったことが報告されています。そのほかにもＳＡＲＳコロナウイルスは、シナイタチアナグマ、ミンク、イノシシ、ハイイロガンからも検出されています。新型コロナウイルスでは、コウモリのほかにアナグマ、タケネズミ、センザンコウに感染するといわれています。また、香港では新型コロナウイルスの感染患者で飼われていたイヌなど二頭が陽性になりました。これらのイヌでは症状を出さなかったらしく、約二週間でＰＣＲ陰性になったということです。ベルギーはネコの陽性例を報告しています。ネコには一過性の呼吸器系・消化器系の症状があったということです。ＳＡＲＳの場合にはネコから検出された報告はありますが、イヌからは検出されませんでした。新型コロナウイルスは実験的にネコとフェレットに感染させることができるという論文が発表されました(7)。まだヒトの感染患者の体液などがイヌやネコに付着しただけで感染は成立していないという可能性も残されていますが、イヌやネコにも新型コロナウイルスが感染したことが事実であれば、その感染源はヒトになります。飼い主とイヌやネコはしばしば濃厚接触のスキンシップをとりますので、ウイルスが感染する機会はあるといえます。しかし、このようなケースはきわめてまれであり、イヌやネコからヒトに感染した事例はありません。

ウイルスに感染するとゾンビになる？

ゾンビ映画では，ウイルスに感染した人がゾンビになり，ゾンビが人を噛んで感染させていく，というストーリーが多いと思います．このようなゾンビウイルスのモデルは狂犬病ウイルスといえば，納得がいくのではないでしょうか．しかし，狂犬病ウイルスに感染してもゾンビにはなりません．現実に，感染するとゾンビになってしまうようなウイルスは存在しているのでしょうか．

ある種の昆虫ウイルスは昆虫に感染すると，その昆虫の行動をコントロールできます．しかし，ヒトや動物ではそのようなウイルスは存在しません．そもそも，ゾンビが人を噛んで感染させるという設定に科学的な間違いがあるかもしれません．映画に科学を求めるのは変かもしれませんが，頭を柔らかくしておつき合いください．

私はあるゼミで「ゾンビ映画の間違いを探せ」というお題を学生に出したことがあります．ある学生の答えが秀逸でしたのでご紹介しておきましょう．その学生は「ウイルスは生きた細胞にしか感染できません．感染が成立してゾンビになった状態は死者です．死んでいるゾンビの体内の細胞ではウイルスは増殖できないので，次の人に感染させることができません」と答えました．

ウイルスが体内で十分に増えてからゾンビになれば，次の人へ感染させることも可能かもしれません．しかし，この学生はウイルスは生きた細胞にしか感染できないというウイルス学の基礎を踏まえての回答なので，非常に感心した記憶があります．

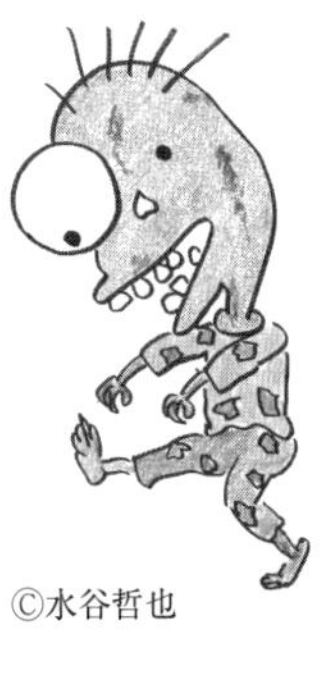
©水谷哲也

最後に気になる論文の内容を紹介しておきます。二〇〇四年四月に湖北省の農場で実施された調査では、七頭のハクビシンがＳＡＲＳコロナウイルスのＰＣＲ陽性という結果でした(8)。ご存じのように湖北省には武漢市があります。湖北省は中国の中央に位置し、ＳＡＲＳが発生した広東省は南部にあります。ＳＡＲＳ様コロナウイルス（ＳＡＲＳコロナウイルスの原型となるウイルス）に感染しているコウモリが広東省から湖北省まで移動してハクビシンに感染させたり、広東省と湖北省の間でハクビシンの取引があったことなども考えられますが、広東省と離れた湖北省でも独立して感染源が発生していた可能性があります。このように、中国にはヒトに重篤な疾患を起こすコロナウイルスのホットスポットとなる地域がいくつかあるのかもしれません。

第５章　新型コロナウイルスの検査

この章では新型コロナウイルスの検査法を正しく理解して、報道の真偽を自分で見極める力をつけること、今後出現してくる新興ウイルス感染症にも応用できる検査法について学ぶことを目的としています。

ウイルス検査で本当の感染者数はわからない

二〇二〇年三月二四日のニューズウィーク日本版（ウェブ版）にオックスフォード大学のドロバック博士の発言として、「米国では検査が行われていないケースが多い可能性が高いため、実際の感染者数は報告されている感染者数の一〇倍にのぼる可能性がある」という記事を載せています。日本も同様に実際の感染者数が把握されていない、という記事はよく見かけます。一方、韓国では防疫当局が「世界のどの国よりもＰＣＲ検査と診断を積極的にやっている」と発表しているように、日本よりもはるかに多い検査数を実施しています。

ウイルス感染者数は実数に近づくべきなのか、それともその必要はないのかを考えてみましょ

新型コロナウイルスの影響でインフルエンザが減少？

例年インフルエンザの患者数は師走になると急激に増加し，1月末から急激に減少していき，4月にはほとんど発生がなくなります．2019年12月は例年どおり患者数が増えたかに見えましたが，例年のピークの半分以下のところで急激に減少していきました．このように2019～2020年の冬はインフルエンザの患者数が少ない年になりました．その理由は新型コロナウイルスが日本に上陸（2020年1月16日に初めての患者）したことにより，マスクや手洗いをする人が増えインフルエンザも予防できたこと，暖冬かつ絶対湿度が高いことなどが要因になったようです．インフルエンザの推計患者数のピークは2019年12月23日から29日で約88万人でした（第2章p.29「干渉現象」のコラムも参照）．

う。まず北海道のケースを見てみます。三月二日までに北海道で感染が確認された人は公式発表で七七人でした。この時点で厚生労働省の対策班の一人である北海道大学の西浦 博教授は、北海道を旅行したあとで感染が確認された人の数や北海道の空港を利用した人数などをもとにシミュレーションすると、二月二五日までに北海道全域でおよそ九四〇人が感染した可能性があると公表しました。このような報道があると、私たちが予想している感染者数をはるかに超えた人数が感染していることに恐怖を感じるかもしれません。エボラウイルスのように急性で致死性の高い感染症はきわめて局地的に発生することから実際の感染者数を把握しやすいといえますが、エボラウイルスほど致死率の高くないウイルス感染症では実際の感染者数はわかりません。

毎年流行しているインフルエンザウイルスではどのように患者数が把握されているのでしょうか、参考にしてみましょう。厚生労働省のホームページでは「例年のインフルエンザの感染者数は、国内で推定約一〇〇〇万人いるといわれています」とあります。このように、インフルエンザの患者数は「推定値」なのです。良い機会なので私たちに身近な感染症のインフルエンザの患者数がどのように算出されているかを学びましょう。まず、厚生労働省は季節性インフルエンザの動向を把握するために、全国約五〇〇〇カ所の医療機関を「定点医療機関」としています。これらの医療機関から厚生労働省へインフルエンザの感染者数が報告されてきます。そして、厚生労働省は国全体の感染患者数を次の式で計算します。計算式の意味はゆっくり考えてください。

$$\left(\begin{array}{c}\text{全国のインフルエンザ}\\\text{患者数の推計値}\end{array}\right)=\frac{\text{（定点医療機関からのインフルエンザ報告数）}}{\text{（定点医療機関の外来患者のべ人数）}}\times\left(\begin{array}{c}\text{全国医療機関の}\\\text{外来患者のべ人数}\end{array}\right)$$

新型コロナウイルスでは、ＷＨＯは感染者のうち約八〇％の人が軽症と発表しています。日本の検査対象者は三七・五℃以上あり入院を要する肺炎が疑われる人などの条件があり、軽症の感染者の多くは検査を受けていないと考えられます。したがって、現在の情報だけでは新型コロナウイルス感染者の実数を知ることはできません。本当にそうでしょうか。難しい計算をしないで実数を予測してみましょう。やや乱暴ですが、三月の時点で日本の検査対象者の多くは重症患者（入院が必要となる中等症の患者も含める）と仮定します。三月二五日時点の感染者数は一三〇七名です。

間の悪い新型コロナウイルス感染症

新型コロナウイルス感染症は「間が悪い感染症」であることが混乱を招いているといえます．冬には毎年インフルエンザウイルスによる風邪が流行しており，新型コロナウイルス感染症と区別がつきにくいことが第一にあげられます．第二に日本では２月から花粉症の時期に突入し，これも区別がつきにくくなっています．日本人の４人に１人が花粉症であるといわれていますので，この時期に多くの人がくしゃみをすることになります．日本では新型コロナウイルスに感染していない人でもインフルエンザや花粉症による鼻炎などに悩む人は多いと考えられます．

ＷＨＯによれば重症感染者は約二〇％なので、全感染者数の二〇％が一三〇七名くらいとなります。全感染者数をA人とすると、$A \times 0.2 = 1307$　すなわち　$A = 6535$人　となります。もう一つ実数を割り出す方法を紹介します。ある地域で軽症、重症の人まで抗体の検査数を多くして本当の感染者数に近い数を把握します。そして、面積や人口密度などを考慮して日本全体の感染者数を推定することも可能です。

さらなる新型ウイルス感染症が日本で発生したら

私たちは風邪をひいて病院に行くとインフルエンザウイルスの検査をされます。インフルエンザウイルスには簡易検査として**イムノクロマト法**があります。しかもインフルエンザと診断された場合にはタミフルなどで治療できます。このようにインフルエンザは簡易迅速診断と治療法およびワクチンも用意されている稀《まれ》

最も多い風邪はインフルエンザではない

風邪の原因の病原体は200種以上あるといわれています．その90％はウイルス性であり，残りの10％は細菌などによるとされています．この数字はそれほど重要な意味をもっていませんが，冬季の風邪のほとんどはウイルスによることを覚えておいてください．風邪の原因ウイルスのなかで最も多いのはインフルエンザウイルスではなく，**ライノウイルス**です．ライノウイルスは血清型が100種類以上あることがわかっています．血清型が多いのでワクチンを開発することが難しく，一つ一つの血清型のウイルスに感染しながら免疫を獲得していくしかありません．つまり，毎年一つの血清型のウイルスが流行すると仮定すると，一生さまざまなライノウイルスに感染し続けることになります．風邪の原因ウイルスには，ほかにコロナウイルス，パラインフルエンザウイルス，アデノウイルス，RSウイルス，メタニューモウイルスなどがあります．

なウイルス感染症です。しかし、インフルエンザウイルスが陰性の場合、風邪の原因をそれ以上追及することはまれです。たとえば、ある大手の検査会社では、インフルエンザウイルス、パラインフルエンザウイルス、RSウイルスの検査を受託していますが、街の病院からこれらのウイルスの検査を依頼することは少ないといっていいでしょう。日本の風邪に対する医療の現実を見てみると、風邪の原因として最も多いとされているライノウイルスの感染者数は正確に把握されていません。新型コロナウイルスは二〇一九年一二月一〇日頃に武漢市で最初の患者が発生したといわれています。この時点で適切な対策をとっていたら感染拡大は防ぐことができたのに、という批判もあります。本当にそうでしょうか。新型コロナウイルス感染症終息後、日本で新しい呼吸器ウイルス感染症が発生したら感染拡大を防ぐことができるかを考えてみましょう。病院ではインフルエンザウイルス以外の検査は行われないので重症でなければ帰されますが、実際には新しい呼吸器ウイルスに感染していたとしましょう。その人は診断がつかないまま帰され、満員電車などの密閉された空間で次々と感染させていくことになるでしょう。新しく出現した呼吸器ウイルス感染症を初期からコントロールすることはかなり難しいといえます。

PCRの仕組みを学ぶ

ここからは新型コロナウイルスの報道でお馴染みになったPCRについて、何をどのように検査できるのかをしっかり学びましょう。まず、日本のPCR検査をめぐる動きを見ていきます。一月下旬に国立感染症研究所はPCRによる検査体制を整え検査を開始しました。その後、各都道府県に設置されている地方衛生研究所に検査キットを配布し、日本全国で検査ができる体制を確立しました。当初はコンベンショナルPCRという時間がかかる方法を採用していましたが、すぐに**リアルタイムPCR**という短時間で簡便に検査できる方法に切替えました。地方衛生研究所では冬季はインフルエンザウイルスなどによる呼吸器感染症やノロウイルスなどによる食中毒の検査で

行政検査をしている地方衛生研究所

地方衛生研究所は，インフルエンザなどの感染症やダイオキシンなどの毒性化学物質，食品・飲料水汚染などから人々の健康や生活を守るための総合機関として，都道府県，政令指定都市，中核市，特別区に設置されています．地方衛生研究所設置要綱に定められている業務には，調査研究・試験検査・研修指導・公衆衛生情報の収集など多岐にわたっています．試験検査には衛生微生物等に関する試験検査など15項目が定められており，新型コロナウイルスの検査も業務の一つとなります[1)]．

多忙を極めています。そこに新たに新型コロナウイルスの検査が加わったことにより、現場が混乱していることは容易に想像できます。しかも、予行演習なしに社会的なインパクトの大きな感染症の検査をしなければならず、職員は精神的にも負担が強いられていることでしょう。新型コロナウイルス感染症は**感染症法**の指定感染症に指定されました。感染症法の正式名称は「感染症の予防及び感染症の患者に対する医療に関する法律」といいますが長いので略称でよびます。感染症法では感染力や重篤度などから一類から五類に分類されています。たとえば、一類にはエボラウイルス病、二類にはＳＡＲＳやＭＥＲＳがあります。一月下旬、新型コロナウイルスは日本において患者数が増加し重要な感染症として認識されるようになったので、感染症法に入れて国家レベルで感染者を管理する必要が出てきました。しかし、感染症法は法律なので新しい感染症を入れるには時間を要します。そこで、指定感染症として閣議決定により一年間暫定的に組込むという措置を行ったのです。このように新型コロナウイルス感染症はＳＡＲＳやＭＥＲＳと同じ二類感染症相当になりました。ところが、感染症法として扱われることになったことから公的機関が行う行政検査になってしまいました。病院から保健所に問合わせを行い、保健所が検査の適応があると判断すると、行政機関で検査します。ニュースなどでは、検査してほしいのに保健所から断られたという苦情が多いと報道されて問題視されました。つまり、行政機関で検査することにより、限られた機関で限られた検体数しか検査できないという事態になってしまったのです。そこで、三月六日から保険診療で検査ができるようにして、検査会社や大学病院などの検査ができる機関で検査して検査数の増加をねらいました。

ここからは、ＰＣＲの原理を説明しましょう。もし新型コロナウイルスの検査を受けることになったときに、どんな検査なのかを知っておけば、検査結果を正しく理解できます。図５・１を見ながらしっかりと理解して下さい。ＰＣＲをする目的は「見えないものを見えるようにする」ことです。当然ですが私たちはＤＮＡを見ることができません。そこで、ＤＮＡを見えるようになるまで増やすのがＰＣＲという方法です。しかし、どのＤＮＡも増やしてしまっては、どれがウイルスのＤＮＡなのかわかりません。これを解決するためにウイルスのＤＮＡだけが増えるように、ＤＮＡの反対側の短い部分を合成しておきます。これを**プライマー**といいます。プライマーは増や

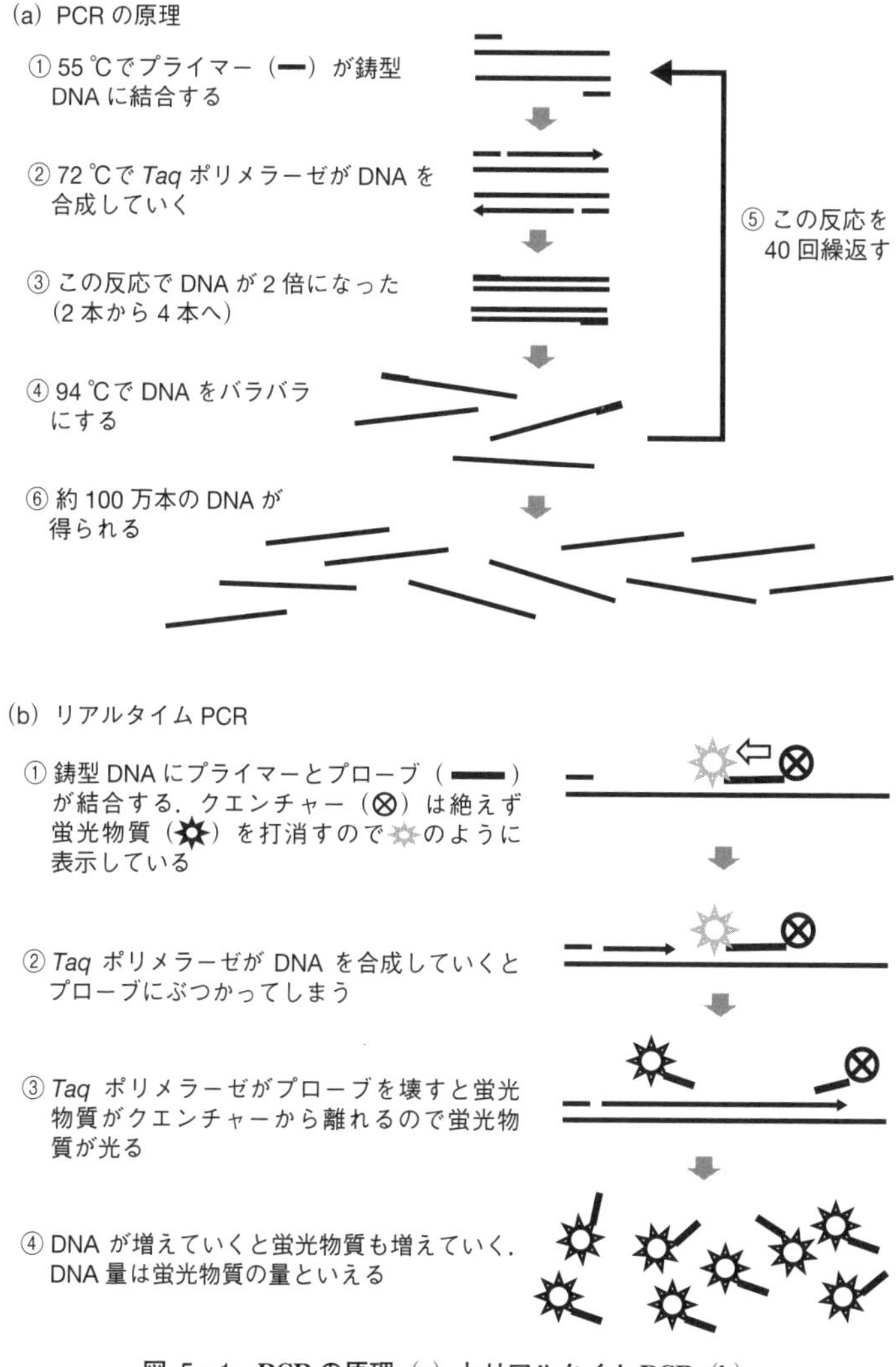
(a) PCRの原理
① 55℃でプライマー（—）が鋳型DNAに結合する
② 72℃で *Taq* ポリメラーゼがDNAを合成していく
③ この反応でDNAが2倍になった（2本から4本へ）
④ 94℃でDNAをバラバラにする
⑤ この反応を40回繰返す
⑥ 約100万本のDNAが得られる
(b) リアルタイムPCR
① 鋳型DNAにプライマーとプローブ（—）が結合する．クエンチャー（⊗）は絶えず蛍光物質（✸）を打消すので✸のように表示している
② *Taq* ポリメラーゼがDNAを合成していくとプローブにぶつかってしまう
③ *Taq* ポリメラーゼがプローブを壊すと蛍光物質がクエンチャーから離れるので蛍光物質が光る
④ DNAが増えていくと蛍光物質も増えていく．DNA量は蛍光物質の量といえる

図 5・1　PCRの原理（a）**とリアルタイムPCR**（b）

したいＤＮＡ領域を挟むように二つつくっておきます。五五℃の条件のもとで二つのプライマーがＤＮＡに結合し、ここを起点として*Taq*《タック》ポリメラーゼがＤＮＡを合成していきます。この反応は七二℃付近で行われます。次に合成したＤＮＡを九四℃にしてはがします。また、五五℃に戻してプライマーを結合する作業を行います。これを四〇回繰返すと、ねらったＤＮＡがどんどん増えていきます。ＰＣＲでは二つのプライマーを使うと書きましたが、この方法では第三のプライマーれています。新型コロナウイルスの検査ではTaqMan《タックマン》リアルタイムＰＣＲという方法が用いられています。二つのプライマーの間に、蛍光色素とクエンチャーを両側につけた第三のプライマー（**プローブ**といいます）を用意します。プローブ上では蛍光色素が発光してもクエンチャーがすぐに打消してしまうので、発光していることになりません。*Taq*ポリメラーゼがプライマーを起点としてＤＮＡを合成していくと、プローブの蛍光色素に当たってしまいます。このようなときに*Taq*ポリメラーゼはＤＮＡを分解しながら進む能力をもっていますので、蛍光色素が遊離します。クエンチャーは離れてしまった蛍光色素の発光を打消すことができません。これを四〇回繰返すとどうなるでしょう。ねらったＤＮＡが増幅されればされるほど反応液中にふわふわと浮かぶ蛍光色素は増えていきます。最初にＰＣＲは可視化することだといいました。この蛍光色素の発光が可視化になるわけです。

ＰＣＲは一九八三年カリー・マリス博士がカリフォルニアをドライブしていたときに思いついた

という有名なエピソードがあり、約三五年の歴史がある検査や研究で広く使われている方法です。マリス博士はその功績が認められ一九九三年にノーベル化学賞を受賞し、二〇一九年に亡くなりました。一分子の遺伝子を確実に検出できる方法はありませんが、ＰＣＲ法は一〇分子以上の遺伝子を確実に検出できます。実際に数個の新型コロナウイルスゲノムがあるにもかかわらず陰性と判断されてしまう可能性も否定できません。これは現代科学の限界といえます。

新しく登場したドライブスルー検査

二月下旬から韓国と英国で実施された「ドライブスルー検査」という新しい検査法が報道をにぎわしました。その様子は動画配信でも話題になりました。ファストフードのドライブスルー方式を利用したときのように検査結果が出る方法なのでしょうか。第一号のドライブスルー検査所は二月二六日韓国北部の高陽市に開設されました。数カ所のテントが配置され、防護服を身に着けた医療スタッフが車を通過させながら、体温を測り綿棒で喉から検体を採取します。検査は誰でも受けられるというわけではなく、事前のアンケートで症状、感染地域への訪問歴、感染者との接触歴などから検査対象を選別します。高陽市では一日当たり最大三八四人の検査を実施したと報道されました。しかし、誤解されやすいのは、その場で検査結果が出るわけではないことです。結果は三日以内にショートメッセージサービス（ＳＭＳ）で送られます。ドライブスルー検査の良い点は、検体の採取は数分で終わり車から降りる必要はないので、病院の待合室のように他の患者さんに感染が広がる恐れはないことです。医療スタッフは気をつけて採取しないと、利用者に次々とウイルスの感染を広げてしまうかもしれない、など心配な点はあります。また、ＰＣＲなどの検査で大量の検体を測定できるシステムが必要になります。それでも、この方式は検体採取の場所を病院の外に移して迅速になった点が評価できます。さらに三月三日には「ワンストップ検査」という方式が城南市で実施されました。ワンストップ検査では対象者が駐車場で車を移動することなく、医療スタッフが採取までを行ってくれるので、ドライブスルー検査と同じようなメリットがあります。日本でも四月に入り、鳥取県、奈良県などでドライブスルー方式導入の動きが出てきました。

続々発表される新しい検査法

新型コロナウイルスの感染拡大に伴い、新たなウイルス検査法の開発は「簡便化」と「迅速化」の二つの方向に進んでいきました。いくつかの方法を簡単に紹介していきましょう。まず、「簡便化」の検査法を紹介します。ポイントはＰＣＲと同じくらいの検査時間（二時間から三時間）でも構いませんが、検体の輸送時間をなくすために現場で検査できることです。ボッシュ社は診療の現場で使えるオールインワンの検査法を開発しました。装置の所定の位置に検体を入れるだけで二時間半以内に検査結果が出ます。東京農工大学、プレシジョン・システム・サイエンス社は共同で全自動リアルタイムＰＣＲ「geneLEADシステム」を開発しました。検体を装置に入れてから結果が出るまで二時間一〇分です。全自動の装置を使うメリットは、機械にお任せなのでＰＣＲなどの検査法に精通していなくてもよく、ヒューマンエラーが出ないことです。また、発展途上国に導入しても先進国と同じレベルの検査ができることです。つぎに、「迅速化」についてです。ポイントは一般的なＰＣＲ法にかかる二時間という壁をどこまで短縮できるか、です。米国のアボット社は新型コロナウイルスの遺伝子を増幅し、五分で検査結果の出る「Abbott ID NOW COVID - 19」という装置を発表しました。一日に五万件の検査が可能になる予定です。キヤノンメディカルシステムズと長崎大学は、栄研化学の開発した「ＬＡＭＰ法」という遺伝子増幅の方法を使った装置を開発しました。検査時間は三五分です。横浜市立大学は感染患者の血液中に含まれる新型コロナウイルスに対する抗体をイムノクロマトグラフィーを使った方法で検出できるシステムを発表しました。おそらく十数分で検査結果が出ると考えられます。クラボウなどもイムノクロマトグラフィーによる抗体検査キットを開発しました。感染初期に出現するIgＭ抗体とその後に出現するIgＧ抗体をそれぞれ一五分で検出できます。

第6章　新型コロナウイルスをくい止める――防疫と免疫

新型コロナウイルスの報道では「水際対策」「消毒」など国家レベルから個人レベルの対策の重要性が叫ばれています。また、ウイルスに感染しないために個々の「免疫力」を上げるような食品についても数多く紹介されてきました。この章では、個人から国家、地球規模に至るまで新型コロナウイルスの感染とその拡大を防ぐための科学的な制圧方法を考えていきましょう。

水際対策は有効なのか

日本では一月下旬から、中国からの新型コロナウイルスの侵入を防ぐために「水際対策」がとられてきました。水際対策とは病原体の侵入を空港や港でくい止めるための対策をいいます。日本は島国なので病原体は陸路から侵入することはありません。したがって、感染者を空港や港で完全にブロックできれば、国内での感染者は発生しなくなるはずです。

春になると中国大陸から黄砂が飛んできます。もし黄砂に乗って病原体が侵入してきたら防ぎようがありません。このように、空から病原体が侵入する二つの事例を紹介しましょう。一つ目はウシの口蹄疫《こうていえき》です。近年、日本では二〇〇〇年と二〇一〇年に宮崎県などで発生して話題になりました。**口蹄疫ウイルス**はウシやブタなどの反芻《はんすう》動物に感染します。口蹄疫が発生した国は汚染国となりこれらの肉と加工品に関する貿易に制限がかかるため、経済に直接影響する感染症です。一九七四年と一九八一年に口蹄疫ウイルスは風によりフランスからドーバー海峡を越えてイギリスへ伝播しました。また、一九八二年にデンマークからスウェーデンへ伝播したときも、風による伝播があったと考えられています。口蹄疫ウイルスは陸上では約六〇キロメートル、海上では約二五〇キロメートルの距離を風に乗って伝播するといわれています。しかし、風による伝播には、高湿度、低温、短日照時間などの条件が重なることが重要なので、むしろ稀《まれ》な現象といえます。もう一つは、**インフルエンザウイルス**です。トリインフルエンザウイルスに感染した渡り鳥が餌を求めて鶏舎に侵入してニワトリに感染させます。そのほかに、ウイルスを保有している蚊が風に乗ってやってくる可能性もあります。

　今のところ新型コロナウイルスは風に乗ることも、野鳥に感染することも、蚊が媒介することもないといえます。したがって、国から国への感染拡大はおもに感染者の入国によります。「水際対策」という言葉が初めて緊張感をもっていわれたのは、二〇〇九年の**新型インフルエンザウイルス**のときです。メキシコで発生した新しいインフルエンザウイルスに対してＷＨＯが強毒である可能性を警告したために、各国で防疫対策が講じられました。新型インフルエンザウイルスと新型コロナウイルスではおもに次の四つの水際対策がとられました。①機内検疫、②健康申告書の記載、③症状の有無の調査、④体温検知器の設置です。新型インフルエンザウイルスに対してはこれらの水際対策は国内への侵入の遅延にそれほどの効果は見られなかったという報告（香港大学やオランダ・ユトレヒト大学などの国際共同研究チームによる）があります。七日から一二日くらいの限定的な遅延効果はあったかもしれない、ということです。確かに新型インフルエンザウイルスでも新型コロナウイルスでも、いとも簡単に国内に侵入したかにみられました。現在、年間三〇〇〇万人以上の外国人が日本を訪れ、その数は二〇〇二年ＳＡＲＳが発生した頃の約六倍になっています。詳細な分析をするまでもなく、鎖国などの措置をしなければヒトが媒介する感染症は水際対策で防ぎようがありません。しかし、たとえ一週間でも国内への侵入を遅らせることができるのなら、その間に政府は対策を講じ、報道などを通じて人々の心構えを固めることができます。今となっては判断が難しいことかもしれませんが、ＳＡＲＳのときは水際対策が成功していたために、日本での感染者は皆無であったとも考えられます。

完璧な水際対策をとるためには鎖国しかないのでしょうか。日本では江戸時代の一六九三年から一八五四年までの二〇〇年弱の間、鎖国政策がとられていました。しかし、実際には中国、オランダ、朝鮮国、琉球王国との貿易は行われていましたので、完全に諸外国との国交を閉ざしていたわけではありませんでした。諸説がありますので本当のところはわかりませんが、鎖国中に長崎の出島にオランダ人の連れてきた犬から国内に**狂犬病**が侵入したといわれています。狂犬病は発症すると致死率ほぼ一〇〇％の狂犬病ウイルスによる感染症です。イヌやヒトだけでなく、すべての哺乳類が感染する可能性があるといわれていますので、東南アジアなどでイヌ以外の動物に噛まれたときにはすみやかにワクチンを接種しなければなりません。なお、日本では一九五七年以降発生していませんが、世界的には毎年五万人の尊い命を奪っている感染症です。鎖国中に日本に侵入してきたと考えられるもう一つの感染症は**コレラ**です。幕末のころ、アメリカの黒船に乗っていた船員がコレラに感染したまま日本に上陸して感染を拡大させたといわれています。コレラはコレラ菌による細菌感染症です。このように鎖国といっても、完全に諸外国との交信を閉ざしていたわけではないので、感染症の侵入を防ぐことはできませんでした。現代は交通の便も発達し、江戸時代とは比べものにならないほどの国間の人の行き来がありますので、水際対策で感染症をブロックすることは不可能です。やはり、水際対策は国内への侵入を遅らせて、その間に対策を講じ、国民の意識を高める対策と考えた方がよいでしょう。

国内での感染拡大を防ぐために

日本に新型コロナウイルスが侵入した後には、感染拡大を防止するためのさまざまな措置が講じられました。一般に「呼吸器感染症」と下痢などを起こす「水系感染症」は感染の拡大が速いので、早急な対策が必要になります。そのためには新型コロナウイルスの感染様式を知っておかなければなりません。

まず、新型コロナウイルスが**空気感染**するかは非常に気になるところです。空気感染はその名のとおり、空気中を漂うウイルスが感染する様式をいいます。空気感染の代表ウイルスは麻疹ウイルスです。一方、新型コロナウイルスは**飛沫感染**することは間違いありません。飛沫感染はくしゃみなどで感染する様式です。空気感染と飛沫感染の違いはどこにあるのでしょうか。まず、ウイルスがくしゃみの中に含まれている水分に覆われていてその直径が五マイクロメートル以上のものを飛沫とよびます。ちなみに新型コロナウイルスの直径は約一〇〇ナノメートル（〇・一マイクロメートル）です。飛沫は新型コロナウイルスの直径の約五〇倍以上の水滴といえます。一方、水分がなくウイルスだけになった状態もしくは直径五マイクロメートル以下のものを飛沫核といって、空気感染を起こします。くしゃみをしたときに飛沫は水分を含んでいるために二～三メートルしか飛ばず、地面に落下していきます。一方、空気感染するウイルスは空気中を漂うことになります。新型コロナウイルスの報道では、**エアロゾル感染**という用語が聞かれるようになりました。しかし、ウイルス学ではこの用語は一般的ではありません。たとえば、「実験中にエアロゾルが発生する」などという使い方をします。確かにこのエアロゾルがウイルスの場合には感染する可能性がありま す。一方、「エアロゾル」は「空気」を連想させます。そのために、報道ではしばしば「空気感染」

と同じ意味で使われているようです。それではエアロゾル感染を正確に知るために、日本エアロゾル学会の見解を見てみましょう。「気体中に浮遊する微小な液体または固体の粒子をエアロゾル（aerosol）といいます」と書かれています。[1] エアロゾルの直径は一ナノメートルから一〇〇マイクロメートル（5桁の幅がある！）まで幅広い粒子があります。このようにウイルス単独（飛沫核の状態）でも、ウイルスが水分に覆われていても（飛沫の状態）エアロゾルなのです。したがって、もしエアロゾル感染という用語がウイルス学的に使われるならば、空気感染と飛沫感染の総称といえます。しかし、空気感染と飛沫感染は区別して使った方がよいので、エアロゾル感染という言葉は使わないほうがよいでしょう。結論として、新型コロナウイルスが空気感染する可能性は低いといえます。今後の詳細な調査でくつがえるかもしれませんが。

クラスターという言葉をよく聞くようになりました。クラスターは基本的には「集団感染」をさしていますが、今後感染が拡大していくと大規模になる可能性のある集団のことをいいます。二〇二〇年二月二五日に新型コロナウイルス感染症対策本部で決定された「新型コロナウイルス感染症対策の基本方針」で用いられたことがきっかけになり、報道で用いられるようになりました。「ライブハウスでクラスターが発生した」などと用いると新型コロナウイルスに特有の現象が起こったように聞こえます。「ライブハウスで集団感染が発生した」というよりは緊急性と緊張性が高まる気がします。呼吸器感染症と水系感染症は集団感染を起こしやすい感染症なので、以前から

カタカナの用語を覚えました

「**クラスター**が発生した」といったほうが「集団感染が起こった」というよりも人々に響きやすいことを書きました．クラスター（患者集団）と集団感染は多少意味が違うのですが，私たちは以前なら集団感染という言葉を使っていたはずです．メガクラスターという用語もありました．その他にもいくつかの新しいカタカナ用語が報道で使われました．どのような使われ方をしていたか見てみましょう．「この3週間が**オーバーシュート**が発生するか否かの大変重要な分かれ道だ」「感染の爆発的な増加を抑え，**ロックダウン**を避けるために不便をお掛けするが，ご協力をお願いしたい」（小池百合子東京都知事の会見2020年3月23日）．「オーバーシュート」は「爆発的患者急増」のことをさします．「ロックダウン」は「都市封鎖」のことです．SNSなどでは，なぜわざわざカタカナ用語を使うのかなどの意見がおどっていましたが，記憶に残る用語を使って私たちの生活に浸透すると，わずかかもしれませんが感染拡大の防止につながるのではないでしょうか．

見られた現象です。しかし、「クラスター」という言葉のおかげで、人と人との間に距離を置くことで感染の拡大を抑制できることが人々の間に浸透することに成功しました。

スーパースプレッダーという言葉も耳にするようになりました。もともとはSARSのときに重要視されていました。私たちはウイルスに感染すると多くの人に感染させてしまうのではないか、と心配になります。確かにクラスターを発生させてしまうと、感染拡大につながってしまいます。それぞれのウイルスによって感染させてしまうおおよその人数がわかっています。それを**基本再生産数**（R_0）といいます。たとえば、麻疹ウイルスは空気感染をするのでR_0は12～18といわれています。つまり、麻疹に感染した人が治癒するか死亡するまでに一二から一八人の未感染者に感染させるということです。風疹は5～7、インフルエンザは2～3です。SARSは2～5といわれていますが、SARSでは、もっともっと多くの人に感染させてしまう感染者の存在が明らかになりました。その人のことをスーパースプレッダーとよんでいます。便宜上、スーパースプレッダーは一〇人以上に感染させる感染者、と定義されています。SARSではスーパースプレッダーとなってしまった人が別のスーパースプレッダーに感染させることにより、爆発的に感染が拡大したといわれています。それでは、新型コロナウイルスではスーパースプレッダーが存在しているのでしょうか。中国、韓国、イタリア、米国の感染拡大から想像すると、スーパースプレッダーがいると考えてもよいかもしれません。報道によれば中国と英国、米国でもスーパースプレッダーが確認されたそうですが、学術論文に記載されていません。イスラム教の巡礼は濃厚接触が起こりやすいこと、世界各国から集まり各国に帰国することがスーパースプレッダー現象を起こしやすいという記事が「ランセット」誌に掲載されました。(2) そのことを危惧して実際にイスラム教の巡礼は一時的停止になりました。特殊な体質の人がスーパースプレッダーになってしまうと想像しがちなのですが、巡礼がスーパースプレッド現象を生みやすいことを考えると、環境もまた大きな要因であることがわかります。確かにＳＡＲＳではスーパースプレッダーはウイルスの排出量が多いことが指摘されていました。しかし、スーパースプレッダーが無人島で一人生活しても誰にも感染させることはありません。スーパースプレッダーがスーパースプレッダーになるためには、①周りに多くの人がいること、②狭い空間であること、③密室状態であることなどの環境要因（**三つの密**）が重要になります。クラスターを構成している人の中にスーパースプレッダーがいて、感染が連鎖を起こすと、大規模な感染につながりかねません。日本ではスーパースプレッダーが関与した疑いがある事例は、クルーズ船「ダイヤモンド・プリンセス号」の船内における感染拡大です。後の研究でスーパースプレッダーが関与していたか否か、明らかになるでしょう。

個人レベルで防疫する

ここまでは国のレベルでどのように防疫すべきかについて解説してきました。次は、個人レベルでの防御の大切さを説明します。国内では新型コロナウイルスの感染拡大に伴い、マスクと消毒薬などの衛生用品が品切れになるほど売れました。マスクや消毒薬の使用がウイルス感染の防御につながることは第９章で解説します。マスクで新型コロナウイルスの侵入を防ぎ、消毒薬や手洗いを行い、できる限りの個人的防疫を行っても、まだまだ完璧とはいえません。最後は免疫力を高めて感染を防御することが大切です。少しだけ難しい免疫の話をします。**免疫**は大きく分けて**自然免疫**

感染症対策で大事なこと

新型コロナウイルスに関するウェブサイトでは，疫病を撲滅してくれる神様や妖怪が登場しています．「アマビエ」という半人半魚の妖怪は，江戸時代末期に肥後国（熊本県）に現れたとされ，「もし疫病が流行することがあれば，私の姿を描いた絵を人々に早々に見せよ」と言い残した伝説があります．京都の八坂神社には「茅《ち》の輪」が設置されました．緊急時の設置は143年ぶりということです．ご祭神のスサノオノミコトが「疫病が流行した際に，茅の輪をくぐると病気にならない」と約束したことに由来します．茅は「かや」のことで，屋根をふくために使っていました．また，江戸時代に登場した「虎狼狸《コロウリ》」という妖怪は虎，狼，狸が合体した形をしていると伝えられています．こちらは，コレラが流行していたときの張本人として恐れられた妖怪です．江戸時代には疫病という見えない敵を「コロウリ」という妖怪で具現化し，「アマビエ」という妖怪を登場させて人々の不安を鎮静化させていたことがわかります．現代においても新型コロナウイルスという正体がわからない敵に対して，私たちは右往左往してトイレットペーパーを買いあさりました．感染症対策で最も重要なのは人々の精神面の安定化なのかもしれません．

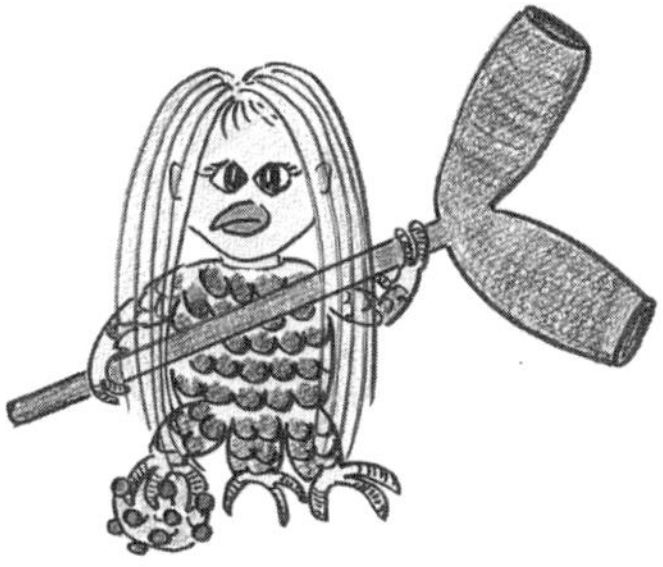

抗体を手にコロナと闘うアマビエ　［© 水谷哲也］

と**獲得免疫**に分けられます。私たちの体には、過去に新型コロナウイルスの感染歴がなくても感染直後にウイルスと闘ってくれる自然免疫があります。マクロファージ、樹状細胞、ナチュラルキラー（NK）細胞などの用語は、乳酸菌などのCM《コマーシャル》で聞いたことがあると思います。マクロファージや樹状細胞はウイルスを食べる（貪食《どんしょく》する）と、内部の小胞体とよばれる小器官の膜上にあるトル様レセプター（Toll - like receptor）がウイルスを異物として認識し、インターフェロンなどの抗ウイルス因子を放出します。自然免疫は特定のウイルスに反応するのではなく、幅広く自己以外の異物に反応することにより、素早い防御態勢をとります。一方、獲得免疫はウイルスの侵入を受けて、ウイルス抗原を認識するので特異的な免疫といえます。獲得免疫はB細胞が産生する中和抗体などの**液性免疫**と、キラーT細胞などがウイルス感染細胞を破壊する**細胞性免疫**に分けられます。一般に、人や動物にウイルスが感染すると、約二日後にウイルスが増殖するのに伴い自然免疫が働きます。ここでウイルスを抑え込められない場合には症状が出始め、七日目くらいから液性免疫と細胞性免疫の活動が活発になり、ウイルスを駆逐していきます。獲得免疫は同じウイルスの再感染時にも記憶をよみがえらせてウイルスと闘ってくれます。

新型コロナウイルスに対する免疫力を上げることのできる食品はあるのでしょうか。個々の商品名と作用機序は書きませんが、納豆や乳酸菌などは免疫を活性化させる効果があります。その他のいわゆる体に良いといわれる食品は、直接的にも間接的にも免疫力を上げることができると考えられます。しかし、これらの食品は医薬品ではありませんので治療する能力はありません。普段の規則正しい生活、栄養面を重視した食事、ストレスのかからない環境など、が正常な免疫を保つために必要といえます。

新興ウイルス感染症を制圧するために、国家レベルの対策を期待するとともに、個人レベルでも科学的な対策を立てることが重要なことはいうまでもありません。

第7章　ワクチン開発

新型コロナウイルスに対するワクチンの早期開発が望まれています。ここでは読者の皆さんがワクチンを開発する立場になって読み進めてください。まず、ワクチンは**予防ワクチン**と**治療ワクチン**に大きく分けられます。治療ワクチンは文字どおり病気を治療できるワクチンで癌《がん》などを対象に開発されており、一般的に感染症の治療には向いていません。私たちは幼少の頃からワクチンの定期接種に従ってウイルスや細菌に対するワクチン接種を受けています。このように感染症には予防ワクチンが使われています。今回は皆さんと新型コロナウイルスに対する予防ワクチンを開発することにします。

まずワクチンの材料を調達しましょう。ウイルスのワクチンには**弱毒生ワクチン**と**不活化ワクチン**があります（図7・2aおよびb）。新型コロナウイルスにはどちらが適しているでしょうか。まず弱毒生ワクチンから説明していきましょう。病原性のあるウイルスをさまざまな細胞や動物に感染させて長い時間をかけてウイルスゲノムに変異を入れていきます。そして、病原性が弱くなったウイルスを弱毒生ワクチンとして使います。弱毒生ワクチンの形はもとのウイルスと同じです。

このウイルスを接種すると感染が成立するのですが、体内では抗体がつくられて速やかに駆逐されます。弱毒生ワクチンはウイルスが自然に感染したときと同じように、その効果が長続きします。しかし、体内で変異が修復されてもとのウイルスに復帰してしまう可能性を完全に否定できないので、強毒なウイルスには用いられません。ですから、弱毒生ワクチンは新型コロナウイルスには向いていないことになります。

不活化ワクチンは感染できないウイルスを使います。古典的にはウイルスをホルマリンなどで殺してから、免疫を活性化させる薬剤（アジュバント）とともに接種します。一般に不活化ワクチンの抗原性は弱く、そのためにアジュバントを接種するのですが、免疫持続期間も弱毒生ワクチンに比べて短いといえます。しかし、ウイルスは体内で増殖しないので安全です。ちなみに抗原は antigen、抗体は antibody のほぼ直訳ですが、特に gen を「原」と発音を残しながら（「もと」「おもと」の）意味を表現できています。

私たちは新型コロナウイルスの不活化ワクチンをつくることにします。そこで、ワクチン材料の調達ですが、最も手っ取り早い方法は、ウイルスを培養細胞で増やしてから不活化作業を行う方法です。一方、抗原になりやすいウイルスタンパク質（新型コロナウイルスの場合は「スパイクタンパク質」）だけを組換え技術により大腸菌などで増やして精製する方法もあります。今回は前者のウイルスを増やす方法にします。

新型コロナウイルスを増やしてみましょう。新型コロナウイルスは感染症法の指定感染症に指定され、SARSやMERSと同じ危険度になっていますので、**バイオセーフティーレベル**（BSL）は3になりました。BSLはウイルスの危険度（病原性や伝播力など）から四段階に分けられています。BSL1には最も危険度が低い弱毒生ワクチンが含まれ、BSL2は私たちに病気を起こしますが重篤にはならないウイルスです。BSL3は重篤になるウイルス（新型コロナウイルスはここです）、BSL4は最も危険度が高いウイルスでエボラウイルスなどが含まれています。不活化ワクチンをつくるためには、ウイルスを培養細胞で増殖する必要があると書きましたが、そのためにはBSL3を取扱うことのできる実験室が必要です。一方、これらのウイルスを**物理的に封じ込める**（physical containment）実験室のレベルとして、その頭文字PからP3やP4などの用語が使われます。これらの規定についてはWHOが実験室生物安全指針（laboratory biosafety manual）として定めています。BSL3の病原体はP3実験室で取扱うというように、BSLとPは一致しています。新型コロナウイルスを増やすためにP3実験室が必要であることがわかりましたが、実験室内にどのような設備が必要かを見ていきましょう。その前に、簡単にP2実験室について解説します。P2実験室に必要なものは安全キャビネットとオートクレーブです。安全キャビネットとは実験用のボックスで、ボックス内の空気を循環させることにより外にウイルスが漏れないようになっています。ボックス内の空気はHEPA《ヘパ》フィルターという高性能のフィルターによりウイルスが捕獲される仕組みになっています。オートクレーブは実験に使った器具やウイルスを滅菌（滅ウイルス）します。通常、一二一℃で二〇分の処理をします。今回私たちが使おうとしているP3実験室は、P2実験室をベース（安全キャビネットとオートクレーブ）にして室内を陰圧にします（図7・1）。陰圧の部屋では室外から空気を取入れ、HEPAフィルターを通して室外へ排気します。つまり、P3実験室からはウイルスを含んだ空気が外に出ない工夫がされています。さらに、P3実験室の前には前室が設けられていて、P3実験室と外の間のクッションの役割を果たしていますす。前室は実験用の服に着替えるスペースでもあります。

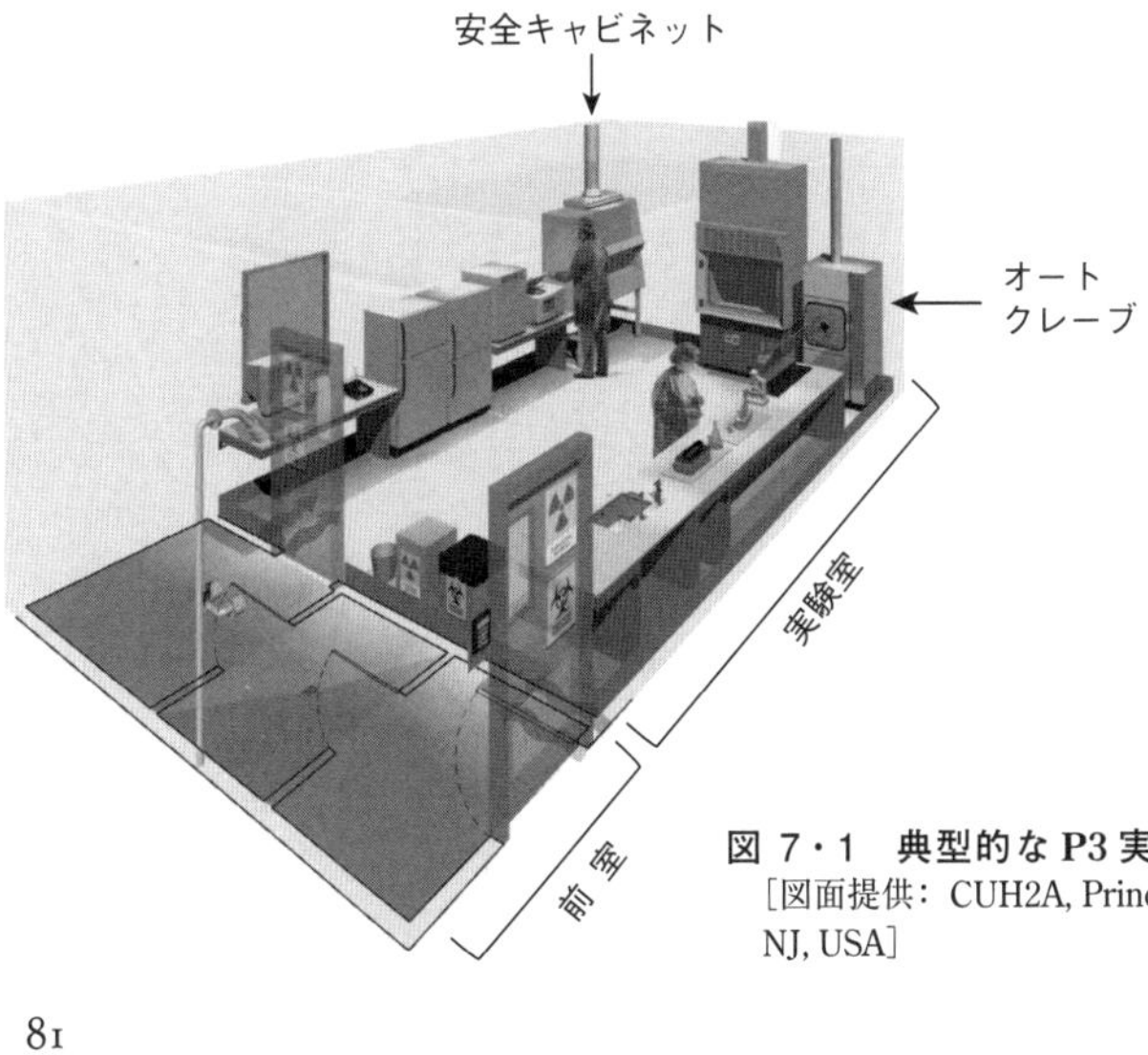

図7・1　典型的なP3実験室
［図面提供：CUH2A, Princeton, NJ, USA］

P3実験室の中で新型コロナウイルスを増やすために必要なものは培養細胞です。ここではアフリカミドリザルの腎臓からつくられた**ベロ**（Vero）**細胞**を使います。ベロ細胞はインターフェロンを産生しないのでウイルスを駆逐する能力が弱く、数多くの種類のウイルスを増やすことができます。新型コロナウイルスのレセプターであるACE－2を細胞表面に発現しているので、ベロ細胞は最適です。ベロ細胞はおよそ一日で一回分裂します。直径六センチのプラスチックシャーレで実験しようとする場合、何日間で隙間なく細胞を生やせるかを計算して用意しておきます。ベロ細胞を増やすには**メディウム**とよばれる培養液が必要です。メディウムは栄養成分、各種イオン、抗生物質など培養細胞が増殖するのに必要なものが含まれています。また、浸透圧やpHも調整されています。培養細胞はpHを一定に保つために二酸化炭素が五％存在するように調整されている保温器（**インキュベーター**）に入れます。さて、シャーレにベロ細胞を用意できたら、いよいよ新型コロナウイルスを感染させます。以下の作業はすべて安全キャビネットの中で行います。シードウイルス（種ウイルス）となる新型コロナウイルスはあらかじめウイルス量がわかった状態で準備しておきます。今回は、一個のベロ細胞に一個の新型コロナウイルスが感染するようにします。これを一m.o.i.《モイ》（multiplicity of infection：感染多重度）といいます。新型コロナウイルスを感染させたベロ細胞のシャーレをインキュベーターの中に置き、細胞がウイルスにより破壊されてウイルス粒子がメディウム中にたっぷり放出された頃に、メディウムだけを遠心管に移します。このとき、死んだ細胞の断片がメディウムの中に混入していますので、遠心分離をして細胞の断片を取除きます。一連の作業ではメディウム中のウイルスがわずかながらエアロゾルとなって空気中に放出される危険性があるので注意します。実際にワクチンを作製するときには大規模な培養を行うのですが、ここでは規模を縮小して解説しました。これでやっとワクチンの材料を得ることができました。このあとは精製、不活化のステップに入りますがここでは省略し、ワクチンの販売に向けて考えることにします。

予防ワクチンは健康な人に接種することが想定されています。このときどんなことを考えて製品にしなければならないでしょうか。まず、副作用がないことを確認しなければなりません。何回接種すると抗体ができるのかを見極める必要があります。何歳のときに接種すべきでしょうか。新型コロナウイルスワクチンを単独で接種するのか、それとも別のワクチンと混合して接種するのかを決めます。さらに、ワクチンの有効期限や品質管理などにも気を配ります。そして、動物実験や治験などを経て承認、大量生産、販売となります。このように見てくると、ワクチンの開発から販売までには長い期間が必要になります。また、ワクチンメーカーは、何人に接種すると利益になるのかというシビアな計算をしなければなりません。ＳＡＲＳは二〇〇二年に出現、二〇〇三年に終息しその後の流行はありません。今、ＳＡＲＳに対するワクチン接種が必要なのかは慎重に考える必要があります。現時点では新型コロナウイルスがいつ終息するかはわかりません。希望的に二〇二〇年内に終息すると仮定したら、不活化ワクチンの販売は終息後になりますので、ワクチンの接種が必要になるかを検討しなければなりません。終息まで数年かかる場合には、感染していない人に不活化ワクチンの接種が間に合うかもしれません。しかし、一般に人口の六割か七割以上が感染すると、抗体保有率の観点からそのウイルス感染症は終息する（集団免疫）といわれていますので、終息が長引いた場合にはワクチン接種の必要がなくなる可能性は高いといえます。

ここまで、皆さんと新型コロナウイルスの不活化ワクチンを想定して開発シミュレーションしてきましたが、開発に成功しても販売に至らないかもしれないこともわかりました。新型コロナウイルスのワクチンは開発できるのか、本当に必要なのかを二〇二〇年に各社、大学などが開発しているワクチンを解説しながらもう一度考えてみましょう。

うわさのｍＲＮＡワクチン

米国のバイオベンチャー・モデルナ社は新型コロナウイルスの**ｍＲＮＡワクチン**「ｍＲＮＡ－１２３７」を開発し臨床試験を行っています。ｍＲＮＡはメッセンジャーＲＮＡの省略形で、高校の生物の教科書に登場します。私たちの体の細胞でも、染色体ＤＮＡからｍＲＮＡがつくられてリボソームでタンパク質に変換されます。これで想像できますが、新型コロナウイルスのｍＲＮＡワクチンとは「スパイクタンパク質」をつくるためのｍＲＮＡを使ったワクチンです。

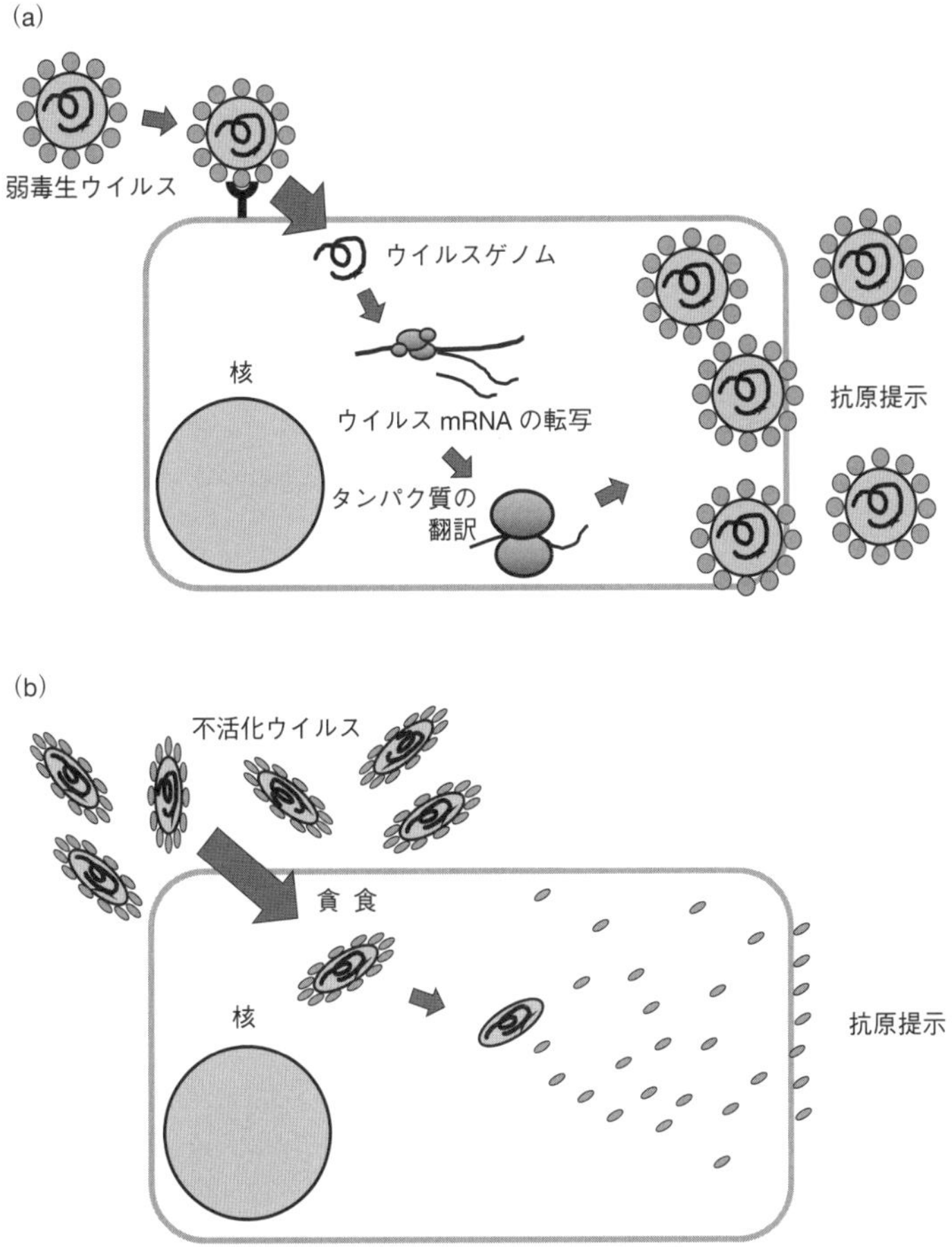

図 7・2　各種ワクチンの抗原提示　(a) **弱毒生ワクチン**: 生きたウイルスなので細胞に感染し抗原提示されるか，ウイルス粒子がマクロファージなどに貪食されて抗原提示される．(b) **不活化ワクチン**: 不活化したウイルスは感染しない．マクロファージなどに貪食されて抗原提示される．(次ページへつづく)

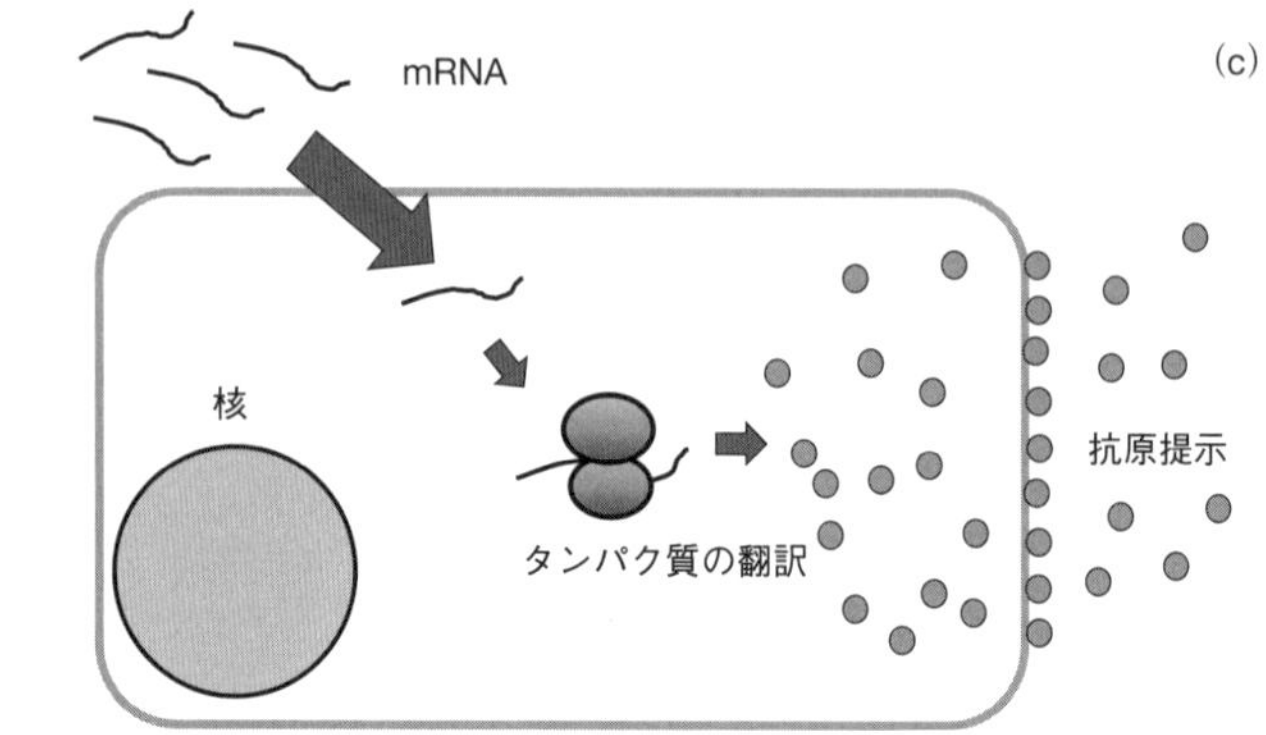

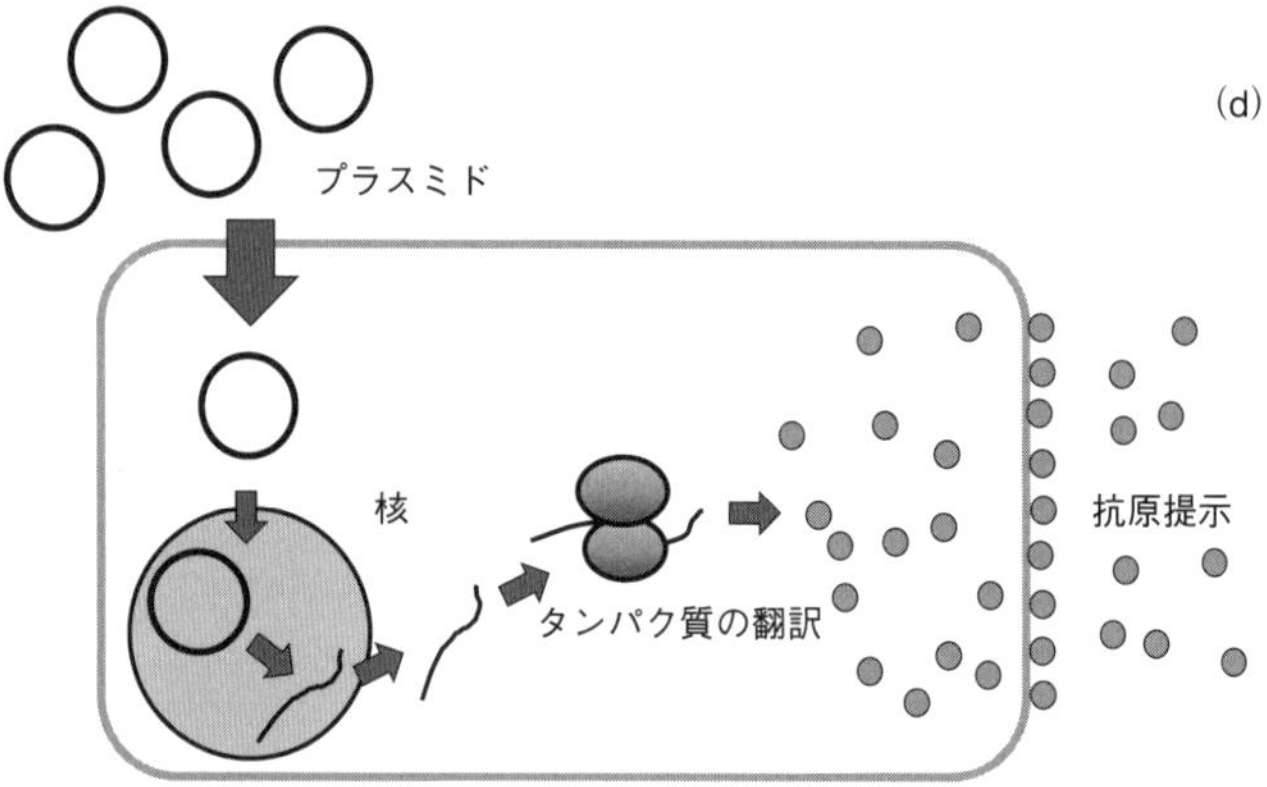

図 7・2　各種ワクチンの抗原提示（つづき）（c）**mRNA ワクチン**: mRNA が取込まれた細胞内でタンパク質に翻訳され抗原提示されるか，タンパク質が細胞から分泌されてマクロファージなどに貪食され抗原提示される．（d）**DNA ワクチン**: プラスミドは核内で mRNA に転写され mRNA ワクチンと同じ経路をたどる．新型コロナウイルスのワクチン開発ではおもにスパイクタンパク質をコードする mRNA およびプラスミドが使われる．mRNA とプラスミドはデリバリーの方法により抗原提示細胞の種類は異なる．抗原提示されたタンパク質は T 細胞や B 細胞に認識される．その結果，ウイルスが感染したときに細胞傷害性 T 細胞や抗体が免疫として働きウイルスの駆除を行う．

詳細を省いて解説すると、スパイクタンパク質mRNAを筋肉注射もしくは皮内投与すると、その付近の細胞の中にmRNAが侵入してスパイクタンパク質をつくります（図7・2）。これが異物の抗原として認識されて抗体がつくられるという仕組みです。

mRNAは生体内できわめて不安定なことから分解されないための工夫や、ねらった細胞もしくは臓器に侵入できるようにドラッグデリバリーの方法を開発する必要があります[1]。mRNAワクチンの研究段階では心筋梗塞、アルツハイマー病、パーキンソン病など多くの疾患に対する効果が証明されています。また、各種の癌やウイルス感染症に対するmRNAワクチンは臨床治験が実施されています。モデルナ社はサイトメガロウイルス、インフルエンザウイルス、ジカウイルスなどの治験を実施中で実績があります。mRNA-1237のフェーズⅠ（治験薬が初めてヒトに投与される段階）は四五人を対象に四週間間隔で二回投与し、安全性と免疫原性が評価されます。ここまでは比較的短期間に開発できましたが、治験には時間がかかるとみられます。ほかにも米国のファイザー社とドイツのビオンテック社もmRNAワクチンを共同で開発しています。

日本企業の動き

バイオベンチャーのアンジェス社と大阪大学が新型コロナウイルスの**DNAワクチン**を共同開発しています。ここにダイセル社が有効性を高めるための投与技術を提供し、タカラバイオ社が製造面の協力をします。そして、六カ月で開発を終え、臨床治験の実施を目指します。DNAワクチンはmRNAワクチンと似た原理で効果を発揮します。歴史的にはmRNAワクチンよりもDNAワクチンの方が早く研究されています。プラスミドという環状のDNAの中にスパイクタンパク質をコードするDNAを組込み、筋肉注射などにより細胞に入れます。細胞内ではプラスミドからmRNAがつくられ、スパイクタンパク質になり抗原として認識されます。DNAはmRNAよりも生体内ではるかに安定なことや、大腸菌で大量に合成できるという利点があります。DNAワクチンもmRNAワクチンも副作用はあまりないと考えられています。

田辺三菱製薬の子会社メディカゴ社（カナダ）は新型コロナウイルスのウイルス粒子に似せた粒子を植物ウイルスを使って開発しています。このウイルス様粒子は**VLP**(virus - like particle)といい、ウイルスの外膜だけの空洞粒子です。新型コロナウイルスの抗原は保持したままで、ウイルスゲノムがないので安全です。臨床試験を二〇二一年の年末までに終了するのが目標ということです。

世界規模でワクチンを開発するために

新型コロナウイルスは世界中に感染拡大しているため、ワクチン開発においても世界的な連携で促進しなければなりません。CEPI（Coalition for Epidemic Preparedness Innovations：感染症流行対策イノベーション連合）は二〇一七年一月のダボス会議で発足した官民連携の連合組織です。日本、ノルウェー、英国、オーストラリア、ドイツ、カナダ、ベルギーの各国と、ビル＆メリンダ・ゲイツ財団、ウェルカム・トラストが資金を拠出し、需要の少ないエボラ出血熱など世界規模の流行の恐れのある感染症に対するワクチンの開発を促進しています。また、貧しい国へ低価格でワクチンを供給することも目的としています。ＣＥＰＩは新型コロナウイルスに対するワクチン開発としてモデルナ社ともパートナーシップ締結を行っています。ＣＥＰＩにとっては新型コロナウイルスでは最初の資金提供となります。

＊　＊　＊

現在、世界各国で接種されているワクチンのほとんどは古典的な弱毒生ワクチンか不活化ワクチンです。しかし、科学技術の急速な発展により新型コロナウイルスに対してｍＲＮＡワクチンやＤＮＡワクチン、ＶＬＰワクチンなどが開発されています。これらの新しいワクチンは比較的短期間で開発できますが、承認までは少なくとも数年かかります。承認のおもなポイントは安全性と有効性ですが、特に安全性については現行の承認システムでは期間を短くすることは難しいと考えられます。しかし、これらの新しいワクチンが承認されると、人類は新興ウイルス感染症に対して新しい有効なツールを得ることになります。これを起爆剤として、癌やアルツハイマーなどの疾患に対するワクチンの開発も加速することが期待されます。

第8章　治療薬の開発

新型コロナウイルスを制圧するために最も重要なことは、治療薬の開発です。ウイルスのどこに効く治療薬を開発すべきかを科学的に解説していきます。

抗生物質は細菌に対する治療薬です。一九二八年英国のアレクサンダー・フレミングによりペニシリンが発見されたのが抗生物質の歴史の始まりです。彼はまた、私たちの唾液に含まれるリゾチームという物質が殺菌作用のあることも発見しています。フレミングは第一次世界大戦で負傷した兵を消毒する仕事に就いたことが、抗生物質を探索する強いモチベーションになりました。彼の発見した抗生物質は第二次世界大戦で数多くの負傷兵の命を救ったといわれています。一九四五年、フレミングはノーベル生理学・医学賞を受賞しました。その後、数多くの抗生物質が発見されました。抗生物質は細菌の細胞壁の合成を阻害することや、細菌のリボソームの機能を阻害してタンパク質をつくらせないことで、細菌を殺していきます。人類は抗生物質の発明により細菌との闘いに勝ったかに思われましたが、細菌もつぎつぎに耐性菌を出現させ、いまだその攻防は続いています。

一方、ウイルスに対する治療薬は細菌よりも遅れて発明されました。一九五一年、ヘイムリによってワクシニアウイルスの治療薬としてチオセミカルバゾンが報告されていますが、副作用が強いために実用的ではありませんでした。一九五九年、プルソフがイドクスウリジンを合成し、一九六二年にカウフマンらが単純ヘルペスによる角膜炎に有効であることを証明したのが抗ウイルス剤の始まりといえます。細菌は自分の中でリボソームを使ってタンパク質の合成を行います。しかも、リボソームは細菌に共通していてヒトや動物のリボソームとは異なります。抗生物質はこの違いを利用して細菌のリボソームの機能だけを阻止します。ウイルスは自分の中でタンパク質を合成することができないので、細胞に侵入して細胞のリボソームを使ってウイルスを複製していきます。また、ウイルスのゲノムやタンパク質はウイルスごとに異なり、共通項が少ないのです。これらのことから、抗ウイルス剤は個々のウイルスに対して開発されるようになりました。

現在使われている抗ウイルス剤の作用を見ていくことにより、新型コロナウイルスの治療薬に適した薬剤は何かを探っていきましょう。また、今回はヴィロセル説（コラム参照）を意識しながら読んでみてください。

まず抗インフルエンザ薬を適用する

抗インフルエンザ薬のなかで最も有名なのは**タミフル**です。タミフルは一九九六年に米国のギリアド・サイエンシズ社が開発しました。この会社は後に述べるように新型コロナウイルスの治療薬に関する報道で聞いたことがあると思います。インフルエンザウイルスは感染細胞の表面からウイルスのノイラミニダーゼという酵素で自らを切断して放出していきます。タミフルはこのノイラミニダーゼを阻害する物質です。インフルエンザウイルスは感染細胞の表面に固定されたままマクロファージに食べられてしまいます。タミフルはトウシキミの実である八角《ハッカク》（シキミ酸）からつくられていましたが、現在は化学合成されています。タミフルにはすでに耐性ウイルスが出現していま す。しかも、驚くべきことに一つのアミノ酸の変異で耐性を獲得してしまいました。タミフルと同じ作用機序であるノイラミニダーゼ阻害薬としてはこのほかにリレンザ、イナビル、ラピアクタが使われています。また、東京オリンピックのあった一九六四年に開発された**アマンタジン**はインフルエンザウイルスのM2タンパク質を阻害する薬として古くから知られていました。最近では、エンドヌクレアーゼ阻害剤として塩野義製薬が開発した**ゾフルーザ**も使われています。ゾフルーザはインフルエンザウイルスの複製時に使われる酵素を阻害するので、ウイルスの増殖が阻害されます。

以上の薬はインフルエンザウイルスに特異的な作用が期待されていますが、RNAポリメラーゼ阻害剤としての**アビガン**はインフルエンザウイルスをはじめ、広くRNAウイルスに作用することが知られています。アビガンは富士フイルム富山化学が開発し、二〇一四年に日本で抗インフルエ

「ウイルスの形」とは？

筆者は大学の講義で学生にウイルスの形を描いてもらうことがあります．たとえばコロナウイルスの形を描いてくださいというお題を出すと，わかっている学生はコロナウイルスの特徴である円とその周りに小さいスパイクタンパク質を描いていきます．この形が王冠や太陽のコロナに似ていることがコロナウイルスの名前の由来です．さて，この答えは正解でもあり，もしかすると不正解かもしれません．コロナウイルスは小さすぎるので光学顕微鏡では観察できず，電子顕微鏡で観察した像が王冠に見えるのです．電子顕微鏡で観察するまでにさまざまな薬品で処理することにより，コロナウイルス粒子の表面に存在する糖鎖とよばれる物質が消えてしまっていることから，電子顕微鏡像はウイルスの真の姿を描いているといえません．しかし，このことを理由に不正解かもしれないといっているわけではありません．そもそもの問いである「ウイルスの形」を思い違いしているかもしれないのです．ウイルスは自分ではタンパク質をつくることができない，と述べました．確かにあの小さな球形の物体の中ではタンパク質をつくることはできません．しかし，感染した細胞の中では盛んにウイルスのタンパク質をつくっているではありませんか．表現が難しいのですが，ウイルスは感染細胞の中では生き生きと増殖しています．よく「ウイルスは生物ではない」といわれますが，感染細胞の中ではあたかも生物のようにふるまっています．つまり，感染細胞こそがウイルスの本体であると考えると，私が学生に出した問いの答えは感染細胞中のウイルスを描くのが正解になります．これを**ヴィロセル**（VíroCell）**説**といいます．残念ながらヴィロセル説はあまり知られていませんし，論文も多くありません．しかし，もしヴィロセル説が正しいとするならば，抗ウイルス剤はウイルス本体である感染細胞ごとたたくように開発すべきであるとも考えられるのです．私たちの体の中にある抗体はウイルスが細胞に感染しないようにブロックします．マクロファージ（貪食《どんしょく》細胞）という細胞はウイルスが増殖している細胞を識別して食べてしまいます．このように，免疫はヴィロセルにならないように，もしくはヴィロセルになったときに排除しようとしています．

ンザ薬として承認されましたが、動物実験で催奇形性（妊娠中の女性がその薬を服用したときに胎児が奇形になる）の可能性があることがわかりました。そこで、厚生労働省は「他の抗インフルエンザウイルス薬が無効または効果不十分な新型または再興型インフルエンザウイルス感染症が発生し、本剤を当該インフルエンザウイルスへの対策に使用すると国が判断した場合にのみ、患者への投与が検討される」として厚生労働大臣の要請がない限り販売できないことになっています。このようにアビガンは使用に制限がかかっています。それにもかかわらず、中国では日本に先立ち二〇二〇年二月一五日以前に新型コロナウイルス感染症の患者に投与されました。それには理由があります。アビガンの日本での特許は二〇二四年まで有効ですが、中国ではすでに特許が切れておりジェネリック医薬品として生産されているからです。日本政府は二〇二〇年二月二〇日に新型コロナウイルス感染患者を対象にアビガンの投与を推奨する方針を発表し投与を開始しました（三月三一日臨床試験開始）。

アビガンはどのようにしてウイルスの増殖を止めることができるのでしょうか（図8・1）。アビガンは細胞に取込まれると三リン酸化され、ウイルスのポリメラーゼに誤って取込まれることにより複製を阻害する効果をもちます。アビガンは、マイナス鎖のRNAウイルスに効果があるという印象をもたれています。確かに、アビガンが効果をもつことがよく知られているインフルエンザウイルス、エボラウイルス、重症熱性血小板減少症ウイルス（SFTSV）はマイナス鎖のRNA

ウイルスです。しかし、プラス鎖のＲＮＡウイルスとしてウェストナイルウイルスや黄熱ウイルス、ノロウイルスにも効果を示すことがわかっています。はたして、新型コロナウイルスには効果があるのでしょうか。中国の科学技術省はアビガンが新型コロナウイルス感染症に有効であることを発表しました。

復活のレムデシビル

後述するように**レムデシビル**はエボラ出血熱の治療薬として開発されましたが、コンゴ共和国における治験では残念ながら脱落してしまいました。レムデシビルはタミフルを開発したギリアド・サイエンシズ社の薬です。この薬はエボラ出血熱の特効薬ではなく、幅広く抗ウイルス薬として効果をもつことが知られています。たとえば、マールブルグウイルス、ＲＳウイルス、ラッサ熱ウイルス、ニパウイルス、ＭＥＲＳコロナウイルスやＳＡＲＳコロナウイルスに効果があるといわれています。レムデシビルはアビガンのように核酸類似物質としてウイルスのポリメラーゼに作用します[(1)〜(3)]（図８・１）。

レムデシビルは新型コロナウイルスに対して、培養細胞レベルの実験でも感染患者への投与でも効果のあることが示されています[(4)(5)]。

抗ＨＩＶ薬のカレトラの効果

中国で感染拡大が起こった当初から抗ＨＩＶ薬**カレトラ**が新型コロナウイルス感染患者に投与されていました。カレトラはロピナビルとリトナビルの配合剤で、ロピナビルはＨＩＶ（ヒト免疫不全ウイルス）のプロテアーゼ活性を阻害し、リトナビルはロピナビルの血中濃度を上昇させてＨＩＶの増殖を抑制する作用があります。ＳＡＲＳとＭＥＲＳではカレトラの有効性がある程度示されていました。[6][7] 新型コロナウイルスでも患者の回復がみられたという報道はありましたが、中国におけるカレトラの投与は効果がなかったと結論づけられています。[8] ウイルスは細胞内でつくったタンパク質を自らのプロテアーゼで切断し、活性のあるタンパク質にします。カレトラはＨＩＶのプロテアーゼを阻害しますが、新型コロナウイルスのプロテアーゼには作用できなかった可能性があります。

抗血清によりウイルスを中和

二〇一八年の暮れからコンゴ共和国で、ＮＡＩＤ（米国立アレルギー感染症研究所）とＷＨＯが協力してエボラウイルスに対する四種類の新薬の治験が始まりました。ＲＥＧＮ-ＥＢ３、ｍＡｂ114、ジーマップは**抗体医薬**、前述のレムデシビルは**核酸類似物質**です。このうち、エボラ出血熱には**ＲＥＧＮ-ＥＢ３**と**ｍＡｂ114**が有効と判断され治療薬として使われることになりました。[9]

この二つの新薬はエボラ出血熱から生還したヒトから精製した抗体が主成分です。ジーマップはタバコの葉で人工的につくったヒト化抗体です。回復した患者の抗体には抗ウイルス作用がありま す。これを**抗血清**による治療といい、古くからある感染症の治療の一つです。一八九〇年、北里柴三郎とエミール・ベーリングが破傷風とジフテリアに抗血清が有効であるという論文を発表しました。その後、ハブの毒を馬に投与して抗体をつくらせた後の血清がハブに噛まれた人の治療に用いられることもありました。抗血清は動物につくらせるとヒトに異物なものとして認識される可能性があり、アナフィラキシーショックなどを起こす可能性があります。また、感染から回復した患者の血清のなかには別のウイルスも混入している可能性があり、これを投与した人に新たな感染症をひき起こす危険性もあります。現在では精製度を高めることなどによってこれらの危険を回避しています。また、エボラ出血熱の治療薬としてジーマップは残念ながら脱落しましたが、植物などにつくらせてヒトの成分を入れない工夫は十分に評価されています。抗血清は狂犬病やロシア春夏脳炎などのウイルスの治療薬として用いられてきました。新型コロナウイルスに対しても効果が期待できます（図８・１）。実際に、韓国のセルトリオン社などは新型コロナウイルス感染患者の血液の提供を受けて抗体医薬の開発を行っています。

中国では新型コロナウイルス感染患者のうちＰＣＲ検査で陰性化した後に再び陽性になった人が一四％にのぼるという報道がありました。日本でも陰性になったのちに自宅待機していた人が陽性になった（再燃）と報道されました。これらの報道を信じると、感染患者の中でつくられた抗体は新型コロナウイルスを完全に駆逐できないのではないかとも考えられます。その一方で、中国の北京協和医院などの研究チームはアカゲザルに新型コロナウイルスを感染させて、七日後には肺病変が見つかったが、二から四週間で抗体が増加して回復したと発表しています。さらに、最初の感染から四週間後に再び新型コロナウイルスを接種しましたが、ウイルスの感染は確認できなかったということです。このことから、実験的には抗体の有効性は示されたことになります。ここで最低限いえることは、患者の体内でつくられた抗体は一度はウイルス検査で陰性になるほどの駆逐能力をもっているので、抗ウイルス薬としては有効と考えられるということです。

抗マラリア薬も投入

クロロキンは抗マラリア薬として使われてきましたが、耐性のマラリアが増えすぎたために近年はあまり使用されていません。ＳＡＲＳにクロロキンが有効であるという論文があり、[10]新型コロナウイルス感染症にも使用され始めています。培養細胞レベルでも効果は確認されています。[4]マラリアは原虫の一種で真核生物に分類されます。

なぜ、クロロキンが抗ウイルス剤になるのでしょうか。コロナウイルスに限らず多くのウイルスは細胞のレセプターを認識して、エンドソームという小胞に取込まれて細胞に侵入します（図２・

２参照）。細胞内ではエンドソームのpHが酸性になることによりエンドソームの膜が開いてウイルスゲノムが細胞質に放出され、ウイルスは複製を開始します。クロロキンの作用は、ＳＡＲＳや新型コロナウイルスのレセプターであるＡＣＥ－２に対して糖鎖の付加を阻害して未成熟なままにすることにより、ウイルスが結合できなくなります。また、エンドソームのpHを酸性にしない作用により、ウイルスゲノムの放出を妨げます（図８・１）。実際、患者にクロロキンを投与して効果があったという論文があります。この論文では、アジスロマイシンという抗生物質との併用でさらに効果があったと報告しています[11]。その一方で、クロロキンは副作用が強く投与を中止したケースも報道されました。

喘息《ぜんそく》薬は有効か

神奈川県立足柄上病院は吸入ステロイド喘息薬の**シクレソニド**が新型コロナウイルスの重症患者三人に有効であったと発表しました。シクレソニドは抗炎症作用をもっていますが、直接抗ウイルス作用も示しているのかもしれません。厚生労働省の要請を受けて帝人ファーマは二万本のシクレソニドを供給することになりました。

ウイルスの侵入を阻止するカモスタット

慢性膵炎における急性症状や術後逆流性食道炎に用いられる**カモスタット**が新型コロナウイルス感染症の治療薬としても注目されています。カモスタットはセリンプロテアーゼというタンパク質を分解する酵素を阻害します。抗ＨＩＶ薬のカレトラもプロテアーゼ阻害薬でしたが、カモスタットは違う働きをします。

カモスタットの作用を説明する前に、コロナウイルスの侵入に関する説明をします。ＳＡＲＳと新型コロナウイルスは粒子表面に突き出ているスパイクタンパク質がＡＣＥ－２レセプターを認識することは何度も書いてきました（図２・２参照）。正確に書くと[12]、図８・１に示すようにこれらのウイルスのスパイクタンパク質がＡＣＥ－２に結合してから、細胞の表面にあるＴＭＰＲＳＳ２というタンパク質分解酵素セリンプロテアーゼによって開裂を受け、細胞に侵入を開始し

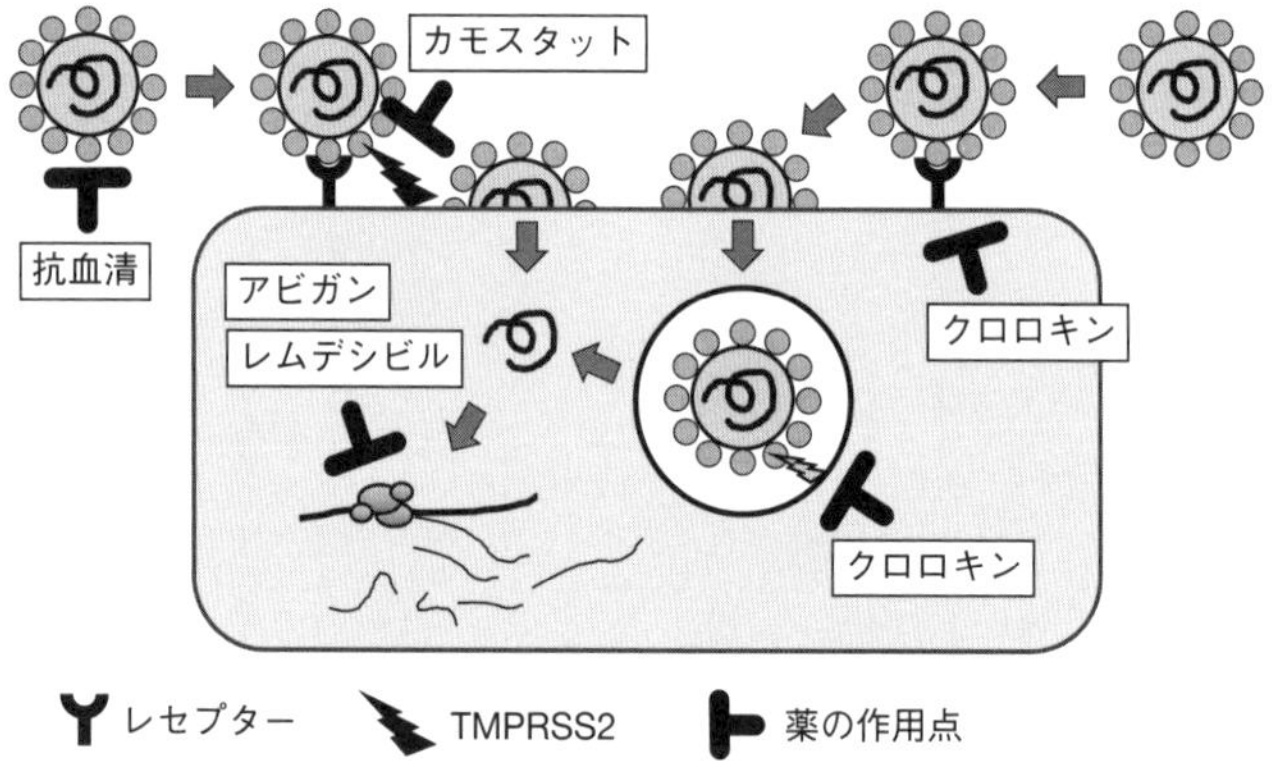

図 8・1　各種抗ウイルス剤の作用点

ます[13]。カモスタットはセリンプロテアーゼであるＴＭＰＲＳＳ２の働きを阻害することにより新型コロナウイルスの細胞への侵入を阻止できます[14]。

＊　＊　＊

新型コロナウイルスのような新興ウイルス感染症が短期間で世界中に拡大してしまった場合に、既存の抗ウイルス剤を試すことは得策といえます。なぜならば、これらの抗ウイルス剤についてはすでに作用機序や副作用についての情報があるので、医師はそれらを知ったうえで使うことができるからです。新型コロナウイルスに効果があると考えられる抗ウイルス剤は、特定のウイルスだけではなく広くウイルスに効果が期待されていることがおわかりいただけたと思います。これを逆手にとると、これからさまざまな新興ウイルス感染症がアウトブレイクすることは避けられないならば、多くのウイルス種を対象とした抗ウイルス剤をあらかじめ開発しておくことが今後の重要な課題になります。

第９章　新型コロナウイルスと経済活動

世界的に拡大する感染症は経済活動にまで影響を及ぼします。経済活動は個人から企業、国、世界までさまざまなレベルで展開されています。経済活動の指標は物価、株価、ＧＤＰなどがあります。経済指標は新型コロナウイルスだけで変動することはありません。オリンピックなどの大きなイベントの開催や米国の大統領選などの政治的なイベントも大きく影響していきますので、総合的に考えるべきです。ここでは、新型コロナウイルスが私たちの生活に及ぼす影響や、世界レベルの経済に及ぼす影響を見ていきましょう。直径わずか一〇〇ナノメートルしかない粒子に翻弄されないためにも正しい知識を身につけましょう。

新型コロナウイルスはマスクを消した

新型コロナウイルスにより、薬局などの棚からマスクや消毒薬が消えることになりました。特に**マスク**は生産が追いつかず、インターネットなどで高額に転売されることが大きな問題となりました。政府は、国民生活安定緊急措置法を適用し、マスクの転売行為を禁止しました。薬局などではマスクを求めて開店前から人々が行列をつくりましたが、どの店も毎日入荷できるとは限らないほど生産が追いつかない日が続きました。中国では一月中旬から感染が爆発的に拡大したために日本からもマスクなどの物資を大量に送っていましたが、中国が収束の兆しを見せた三月中旬頃には、逆に日本へマスクが送られるようになりました。さらに、日本ではマスクの枯渇から各家庭でガーゼやハンカチからマスクを自作する方法を解説するインターネットサイトが人気になりました。マスクをすべきだという専門家がいる一方で、マスクをしても新型コロナウイルスの感染を防ぐことはできないという専門家もいます。何パーセントのアルコールが新型コロナウイルスに効果があるのかという議論もありました。いったい誰の言うことが正しいのか混乱してしまいます。本書の目的は、科学的に知ることなので、マスクや消毒薬についてもできるだけ科学的に解説していきます。

日本衛生材料工業連合会の資料によれば、不織布《ふしょくふ》のマスクが家庭用マスクに使われるようになったのが二〇〇三年であり、奇しくもＳＡＲＳが流行した年と重なっています(1)。また、この頃、立体的マスクも登場しました。不織布が飛躍的にマスクの性能を向上させたといわれています。一般的にマスクの素材はガーゼか不織布です。不織布マスクの中にはフィルターが入っているのをご存じでしょうか。このフィルターは細菌の飛沫（ＢＦＥ：Bacterial Filtration Efficiency　試験に黄色ブドウ球菌を使用）、ウイルスの飛沫（ＶＦＥ：Virus Filtration Efficiency　試験にバクテリオファージを使用）、ラテックス粒子（PFE：Particle Filtration Efficiency）を九九％カットできることが試験で確かめられています。したがって、不織布の穴が大きいのでウイルスは簡単に通過できるというのは誤りです。今一度、マスクのパッケージを見て確認してみてください。マスクは大きく三種類、防塵規格マスク、家庭用マスク、医療用マスクに分けられます。SARSの流行時から知られるようになったN95マスクは防塵規格と医療用に使われています。N95マスクは米国労働安全衛生研究所（NIOSH）が制定した呼吸器防護具の規格基準です。Nはnot resistant to oilすなわち耐油性がないことを示しており、95は空力学質量径約〇・三マイクロメートルの捕集効率試験で九五％以上捕集できることを示しています。このように、N95マスクは優れた性能をもっています。

もう一度マスクをする意味を考えてみましょう。マスクは花粉や飛沫が口や鼻に侵入するのを防ぐとともに、くしゃみをしたときに飛沫が飛散するのを防ぐことができます。さらに、気管の乾燥を防ぎ絨毛運動を活発化させることにより異物を排除しやすくします。マスクをしていても新型コロナウイルスを一〇〇％感染防御できないかもしれませんが、日本には、もともとマスクをする文化がありました。このように、マスクの性能を正しく知ればマスクをした方がよいことがわかります。

次に**消毒薬**の有効性です。店の入口に設置されているポンプ式のアルコール消毒液をこれまで使ったことがない人でも、新型コロナウイルスの感染予防に使い始めた人は多いのではないでしょうか。マスクほどではないにしろ消毒薬も生産が追いつかないほど売れました。消毒液のアルコールとしてエタノールがよく使われています。エタノールは七〇から八〇％が最適な除菌濃度といわれています。消毒薬の残りの二〇から三〇％は水です。さまざまな濃度のエタノールと水を混合したときに、エタノールの濃度が七〇％のときにエタノールと水の分子の割合が一対一となるため、エタノールの疎水基が平面上に並ぶことができるので最も広い疎水面をつくり出すことができます。[2]一〇〇％のアルコールの方が効果があると思いがちですが、七〇％に比べると効果は落ちることになります。コロナウイルスの粒子はエンベロープがあります。エンベロープはタンパク質、糖鎖、脂質で構成されています。アルコールは脂質に作用してエンベロープの構造を破壊します。したがって、アデノウイルスなどのようにエンベロープのないウイルスに効果はありません。消毒用のアルコールは他にイソプロパノールがあり五〇〜七〇％で使用します。ウイルスによってアルコールが効果を発揮する最適の濃度や反応時間が異なりますので、使用する際には注意が必要です。今回注目されたもう一つの消毒薬は次亜塩素酸HClOです。弱酸性の次亜塩素酸水は揮発性があるため噴霧でき、消臭効果もあります。アルコール消毒薬の品不足を補うため、神奈川県大和市では無償で市民に配布されました（二〇二〇年三月二七日）。次亜塩素酸ナトリウムNaClOは〇・〇一〜〇・一％（百〜千ｐｐｍ）の濃度で使います。タンパク質の変性を起こすなどの作用機序があります。有機物があるとそれにも反応しますので、効果が落ちていきます。

新型コロナウイルスは店頭からトイレットペーパーをも消しました。ウイルス感染症とトイレットペーパーは一見何のつながりもないような気がします。これはマスクとトイレットペーパーの原材料が同じなので、トイレットペーパーが枯渇するというデマの拡散によります。二〇一九年温水洗浄便座の一般世帯での普及率は八〇％になりました。一〇〇世帯当たりの保有数は一〇〇台を超えています。冷静に考えると、温水洗浄便座があればトイレットペーパーはなくてもしのげる場面は多いはずです。それにもかかわらずトイレットペーパーの買い占めに殺到した理由は、この先どうなるかわからないという不安感からでしょうか。一九七三年、中東の石油産出国が原油価格の引上げと生産の削減を発表したために「オイルショック」が起こりました。日本では石油の値上がりが多くの商品の値上がりにつながりインフレになりました。そのときインターネットはなかったのですが、商品がなくなると思いこんだ消費者が買いだめをする現象が起こり、スーパーではトイレットペーパーが売切れました。新型コロナウイルスの現象もオイルショックも経済の先行きが読めないことが大きな要因となっています。

新型コロナウイルスが会社を倒産させる

二〇二〇年一月二七日、中国政府は団体旅行の中止命令を出しました。このことは水際対策としてはある程度有効といえますが、中国からの団体客を顧客の中心にしている会社には大打撃となりました。二〇一九年の中国人の訪日客数は九五九万人で、おそらく一・八兆円近く消費していると推定されています。一方、国内では一月末に北海道が緊急事態宣言を出して、道内の流通に影響がありました。北海道のあるレストランは、毎年多くの外国人観光客が来店していましたが、新型コロナウイルスによる外国人客の急激な減少により倒産に追い込まれてしまいました。福島県の旅館は、震災と原発事故の風評被害対策に努めてきましたが、残念ながら福島地裁会津若松支部へ民事再生法の適用を申請しました。苦渋の決断だったと思われます。特に二〇一九年から二〇二〇年にかけては暖冬のためにスキー客が激減したことも理由の一つにあげられます。北海道のバス会社は外国人の観光バスやスキー客が激減したうえに、スクールバスの需要がなくなり営業停止に追い込まれてしまいました。そのほかにも新型コロナウイルスの影響で、旅行会社、航空会社、クルーズ船会社、イベント会社などの営業停止や倒産などが報道されています。世界的な景気サイクルは戦後最長の好景気が続いているとされてきましたが、新型コロナウイルスの感染拡大により国内外の株価は大暴落しました。二〇二〇年二月二〇日に政府はイベントなどの自粛を要請し、二月二七日には全国の小中学校・高等学校へ臨時休校を要請しました。四月七日政府は七都府県に対して緊急事態宣言を出し、さらに四月一六日緊急事態宣言の対象区域を全都道府県に拡大、外出の自粛や店舗の休業を要請しました。その結果、消費は落ち込んでいきました。企業の就職内定取消しも問題となりました。

大企業も窮地に立たされた

新型コロナウイルスの発生地である武漢市は、中国における自動車産業の集積地の一つとして知られています。日本のメーカーではホンダが三つの工場を稼働しています。二〇二〇年一月二三日から武漢市の閉鎖が始まりホンダの工場が閉鎖されました。一月二四日から三〇日までは春節を迎えている間は休業していましたが、ホンダは二月一四日には工場を再開させる予定でした。ところが新型コロナウイルスは武漢市において収束する兆しをみせず、結局三月一一日以降に一部の操業を開始できました。新型コロナウイルスは自動車メーカーなどのサプライチェーンの製造販売方式を直撃しました。サプライチェーンとは供給連鎖と訳されます。自動車製造業の場合には、部品の原材料を製造する企業から始まり、部品を加工する企業に流れ、部品はメーカー企業に流れていき、完成した自動車が販売されます。このように中国を出発点とする製造方式は、中国が倒れてしまうとその先すべてに影響を及ぼすことになります。これは中国の団体客を中心に売上げを見込んだ店舗が陥った状況に似ています。このような状況に備えてリスク分散をしておくことが重要になります。

SARSのときはどうだったのか

二〇〇三年ＳＡＲＳが世界的に流行していた四月末に日経平均株価は下落しましたが、その後、

新型コロナウイルスと景気

新型コロナウイルスの影響で残念ながら倒産してしまった会社がある一方で，売上げが伸びたという会社もあります．マスクや消毒薬のメーカーはもちろんですが，書籍の売上げも急増しました．2020年2月27日に政府が全国の小中学校・高等学校へ臨時休校を要請し，各校が一斉に春休みに入りました．しかも自宅にいることが推奨されていることから，本を読む機運が一気に高まったと思われます．特に，参考書と絵本の売上げが目立って多かったようです．メルカリによればこの二つのジャンルは前年の2倍売れたそうです．このところ出版物の売上げは15年連続でマイナスを記録しており，2019年はピークだった1996年の半分以下の売上げ（1兆2360億円）になっていました（全国出版協会・出版科学研究所）．これをきっかけに書籍業界は景気を回復してほしいものです．

勢いよく上昇することになりました。米国の代表的な株価指数のＳ＆Ｐ５００（Standard and Poor's 500 stock index）は三月中旬まで下落してから回復していきました。(3) 投資家が、新しい感染症が世界的に及ぼす影響があると考えると株価は下がり、終息に向かうと予測できたときに株価は回復し始めることになります。ＳＡＲＳのときにはＷＨＯが七月四日に終息宣言を出す前に、新たな感染者数の減少などを投資家が察知して株価を上昇させたと考えられます。新型コロナウイルスは各国で時間差で感染拡大していくという現象が見られています。中国が減少に向かう頃、アメリカやヨーロッパでは拡大していきました。したがって、その国ごとの経済に対する影響は時期が異なりますが、どの国も経済は冷え込んでいきました。

テレワークは成功したか

新型コロナウイルスの感染拡大は働き方にも大きな変革をもたらしました。企業は社員に、できる限りテレワークとして仕事を進める方針をとりました。日本テレワーク協会によれば、テレワークとは「テレtele：離れた場所」と「ワークwork：働く」を合わせた造語で、情報通信技術（ＩＣＴ：Information and Communication Technology）を活用した場所や時間にとらわれない柔軟な働き方のことです。日本では在宅勤務型のテレワークをされた方が多かったのではないでしょうか。テレワークは電車などの交通機関のラッシュを緩和でき、会社などにおける新たなクラスターを発生させないために、適切な措置と考えられます。また、近年パソコンやスマートフォンではスカイプやＬＩＮＥ《ライン》、Ｚｏｏｍ《ズーム》などによる映像通信手段が使えるようになっていたこともテレワークを後押ししました。日本人はこれまでテレワークという勤務形態に慣れていなかったので、戸惑いは多かったのではないでしょうか。その反面、わざわざ満員電車に揺られて会社に行かなくても仕事はできると気がついた人もいることでしょう。これまで小さな子供をもつ親は就業時間が限られていましたが、今後もテレワークの制度を継続することでこの問題を解決できるかもしれません。

＊　＊　＊

世界規模で被害を及ぼす感染症が人々の社会活動や経済活動に悪い影響を及ぼすことは、非常に残念なことです。しかし、このような感染症は医学を含む科学技術力を飛躍的に上昇させ、社会面や経済面の活動においても見直すべきところを提示してくれました。今こそ本当の働き方改革を起こすときです。

第10章　脅威を繰返さないために新型コロナウイルスから学ぶこと

人類は未曽有のウイルス感染症の脅威に直面しています。この感染症と闘うために、市民レベル、国家レベル、世界レベルでの対策が立てられています。この脅威を繰返さないためにも新型コロナウイルスから学び、次の新型ウイルスを発生させない、発生しても感染拡大させないためにはどうしたらよいのでしょうか。まず、これまでに人類が経験した感染症と、そこから学んだことを簡単に振返ってみましょう。

オリンピックを揺さぶるウイルス

近年私たちは二回連続で、ウイルス感染症がオリンピック・パラリンピックに影響することを経験しました。二〇一六年の夏にリオデジャネイロオリンピック・パラリンピックが開催されました。その年の一月に南アメリカなどで、妊婦がジカウイルスに感染すると小頭症の赤ちゃんが生まれるという報道がありました。ジカウイルスは蚊が運ぶウイルスです。日本脳炎ウイルスやウェストナイルウイルスという名前を聞いたことがあると思います。ジカウイルスやこれらのウイルス

新型コロナウイルスの流行でサイバー犯罪が起こる？

新型コロナウイルスとサイバー犯罪は一見何の関係もないように見えます．しかし，新型コロナウイルスの感染拡大は私たちの思いもよらないところにも波及しています．新型コロナウイルス感染症の対策の一環として企業は**テレワーク**という対策をとりました．これまで企業はセキュリティー保持のため，会社の仕事は会社で完結する方針をとってきました．会社のインターネットセキュリティーは高く外部からの不法な侵入を許していません．しかし，テレワークの勤務形態は自宅にある個人のパソコンを使うことになり，セキュリティーの甘さからサイバー犯罪が起こりやすい状態をつくりだしてしまったといえましょう．

は、蚊が感染したヒトの血液中に含まれているウイルスを吸血し、蚊の体内でウイルスが増殖して、蚊が次のヒトを吸血するときに感染させてしまいます。オリンピック・パラリンピックの開催期間中には世界各国から多くの人がリオデジャネイロを訪れることから、人々の間で不安が広まっていきました。前述したように二〇一六年二月一日、WHOはジカ熱に対して「国際的に懸念される公衆衛生上の緊急事態」を宣言しました。この状況は新型コロナウイルス感染症と似ていませんか？　ジカ熱と新型コロナウイルス感染症はオリンピック・パラリンピックが開催される年の約半年前に、WHOが緊急事態を宣言していることから両方のウイルス感染症は世界的に深刻であることがわかります。ところが、新型コロナウイルス感染症ではオリンピック・パラリンピックの開催が延期されたのに対して、ジカ熱では予定どおりに開催されました。この差は何だったのでしょうか。確かにブラジルでは数千人規模で小頭症の赤ちゃんが誕生したとの報道もあったことから、その当時も開催延期や開催地の変更が検討されていました。しかし、ジカ熱が発生している国は新型コロナウイルス感染症と比較すると赤道付近に限られていました。(1) オリンピック・パラリンピックが開催されるリオデジャネイロは開催期間の八月は冬季にあたるため蚊の活動は抑えられ、感染拡大の危機は少なかったといえます。さらに、ブラジルでは蚊の駆除を徹底する、市民の感染症に対する意識レベルを向上させる、などの措置をとりました。その結果、観客や選手に感染したという報道はありませんでしたので、これらの対策は成功したといえましょう。ジカウイルスについてはほかにもギラン・バレー症候群（多発神経炎の一つで、全身のしびれが起こる病気）を起こす可能性も指摘されています。また、感染から九三日後の男性の精子からジカウイルスが検出されたことから性感染症の可能性が指摘されています。

蚊が媒介するウイルス感染症は新型コロナウイルスのような呼吸器感染症よりもコントロールできます。二〇一四年八月に約七〇年ぶりに東京で発生したデング熱患者（一〇八人）でしたが、代々木公園の蚊の駆除を徹底的に行うことで鎮静化に成功しました。また、二〇〇〇年頃からアメリカで流行しているウェストナイルウイルス感染症は日本で発生していません。航空機の中の蚊の駆除なども功を奏しているといえます。ウイルスを蚊が媒介するのか、ヒトが媒介するのか、呼吸器感染症なのか、は感染拡大の大きな要因となります。

コウモリが運ぶウイルスに注意する

ＳＡＲＳも新型コロナウイルス感染症でも、それらの感染源はコウモリで間違いありません。コウモリはウイルスのリザーバー（病原巣）といわれています。狂犬病ウイルスを代表とするリッサウイルス、ニパウイルス、エボラウイルスなどもコウモリ由来感染症であることが証明、あるいは指摘されています。どの感染症も致死率が高いために恐れられていますが、コウモリにはそのほかにも数多くのウイルスが感染していることがわかっており、ヒトや動物に感染するほとんどのウイルス科のウイルスはコウモリに感染しています。なぜコウモリはこれほどまでにウイルスと相性が良いのかを考察してみましょう。コウモリ（翼手目）は一〇〇〇種近くあるといわれています。この種数はネズミ目に次いで多く哺乳類の約四分の一を占めています。ネズミもまた多くの病原体を運ぶことが知られています。両方の動物は世界中のいたるところに生息しています。種類と数が多い哺乳類にはさまざまなウイルスが感染していることは不思議ではありません。ネズミは人間と同様に地面を歩く動物なので行動を把握しやすく、駆除する方法もわかっています。一方、コウモリは空を飛ぶ動物で、私たちは行動をなかなか把握する

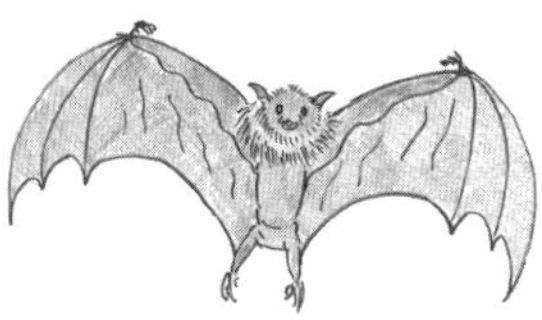

コウモリ［© 水谷哲也］

ことができません。飛行距離の長い生き物はウイルスなどの感染を拡大させます。たとえば、蚊が媒介するウェストナイルウイルスは、野鳥にも感染しますので北米と南北を往復して飛行したことが感染拡大の大きな要因になりました。また、日本の養鶏場で発生するトリインフルエンザウイルスは渡り鳥が運んでくることが原因といわれています。コウモリは空を飛び、私たちの生活よりも高い木や屋根を生活の場としています。コウモリの糞や尿にウイルスが含まれている場合には、上空からウイルスが降ってくることになります。ニパウイルスの自然宿主（感染源）はオオコウモリです。一九八八年から一九九九年にマレーシアでオオコウモリの尿から養豚場のブタに感染し、呼吸器症状のブタが発生しました。そしてブタの気道分泌物などからヒトへ感染し脳炎が流行しました。コウモリの生活様式もウイルスのリザーバーになりやすい要因です。コウモリは洞窟などの天井で逆さになって集団生活をしています。新型コロナウイルスでもヒトとヒトの距離が近いと感染が成立しやすいといわれています。コウモリの集団生活はウイルスの感染が広がるためには最適の条件といえましょう。日本ではコウモリは環境省のレッドリストに含まれているものも多いのでむしろ保護するようなイメージがあります。また、バットマンや、古いですが黄金バットなどはコウモリ系のヒーローです。日本では生活と一線を画した生き物として扱われています。その一方で、コウモリを食べる国は少なくありません。中国では高級食材として知られていますし、インドネシア、ラオスなどの東南アジア、オセアニア、アフリカでも食べる習慣があります。このように世界各国ではコウモリとヒトの距離は感染症の原因になるほど近いことも覚えておかなければなりません。調理されたコウモリの肉は加熱されていると考えられますのでウイルスが感染する恐れはありません。しかし、コウモリを捕獲したり、市場で売ったり、肉をさばくときにウイルスが感染する機会があります。

ピューリッツァ賞の受賞者ジャレド・ダイヤモンドが『銃・病原菌・鉄』の中で指摘しているように、文明発祥のころに起こった野生動物の家畜化はヒトと動物の距離を縮めたために天然痘ウイルスや麻疹ウイルスなどの動物由来感染症を出現させてしまいました。食用できる野生動物を、感染をコントロールしながら家畜化するときが来たのかもしれません。

SARSやMERSから学んだこと

ここまで蚊やコウモリが媒介するウイルス感染症を例にあげて、そこから私たちが学ぶべきことを解説してきました。次に、SARSやMERSから私たちは何を学び、新型コロナウイルス感染症の対策に活かされたかを検証していきます。新型コロナウイルス感染症ではWHOから「国際的に懸念される公衆衛生上の緊急事態」が宣言されたことは再三書いてきましたが、これが宣言されるようになったのは二〇〇二年に発生したSARSが大きな要因と考えられます。二〇〇五年、新興感染症の発生に対する対策や隠蔽防止のために国際保健規則が改訂されて、この宣言が出されるようになりました。つまり、ＳＡＲＳを教訓として新興感染症のなかでも世界的な脅威となるものについては、ＷＨＯが主導になり世界が一丸となって鎮静化するシステムができあがったことになります。ＳＡＲＳの感染拡大は本格的な渡航自粛や渡航禁止という概念をもたらしました。このことは二〇〇九年に新型インフルエンザウイルスの流行時に活かされました。渡航に関する水際対策は必ずしも成功するわけではありませんが、ウイルス対策の時間を稼げるという効果のあることを第6章で解説しました。ＷＨＯはＳＡＲＳの流行時に患者を陰圧の部屋に入院させることを推奨していました。また、患者を陰圧状態で隔離しながら移送するシステム（陰圧ストレッチャー）もつくられました。このように重症呼吸器感染症に対して隔離しながら治療する方法は、新型コロナウイルス感染症にも活かされています。空港で本格的に体温モニタリングシステムが稼働したり、空港内の看板やチラシで各国の感染症の状況を知らせるようになったのもＳＡＲＳが発生した頃からです。ここでは割愛しますが、各国の感染症に対する法の整備もＳＡＲＳを起点として整っていったといえるでしょう。

つぎにＭＥＲＳから得た教訓を見ていきましょう。二〇一五年、突然ＭＥＲＳが韓国を襲いました。この流行で韓国では三五人が死亡してしまいました。韓国ではこの苦い経験から感染症を全国で検査できる体制づくりを翌年から開始して、現在では約五七〇カ所で検査できるようになっています。韓国では患者検体の輸送時間を短縮する目的で、約一一〇カ所の民間病院が検体を採取したらすぐに検査できます。この精神が第5章で見てきたようなドライブスルー検査を開始できたことは容易に想像できます。韓国では二〇二〇年二月二六日に感染症予防法を成立させ、感染症の疑いがある人が隔離措置に従わない場合には一年以下の懲役か一千万ウォン（約九〇万円）以下の罰金が課されることになりました。また、韓国の保健当局は感染者のクレジットカード、公共交通機関の利用履歴、防犯カメラ映像などから、感染者の行動歴を詳細に分析して、スマホの専用アプリの地図上に感染者一人一人の移動経路を公開しています。そのほかにも感染者が多い地区の封鎖などの措置をとることにより、三月中旬から新たな感染者数は減ってきました[2]（図10・1）。韓国がこのように徹底した対策をとる背景には四月に総選挙を控えていたという事情もあります。MERSが流行したときの朴槿恵《パククネ》政権は

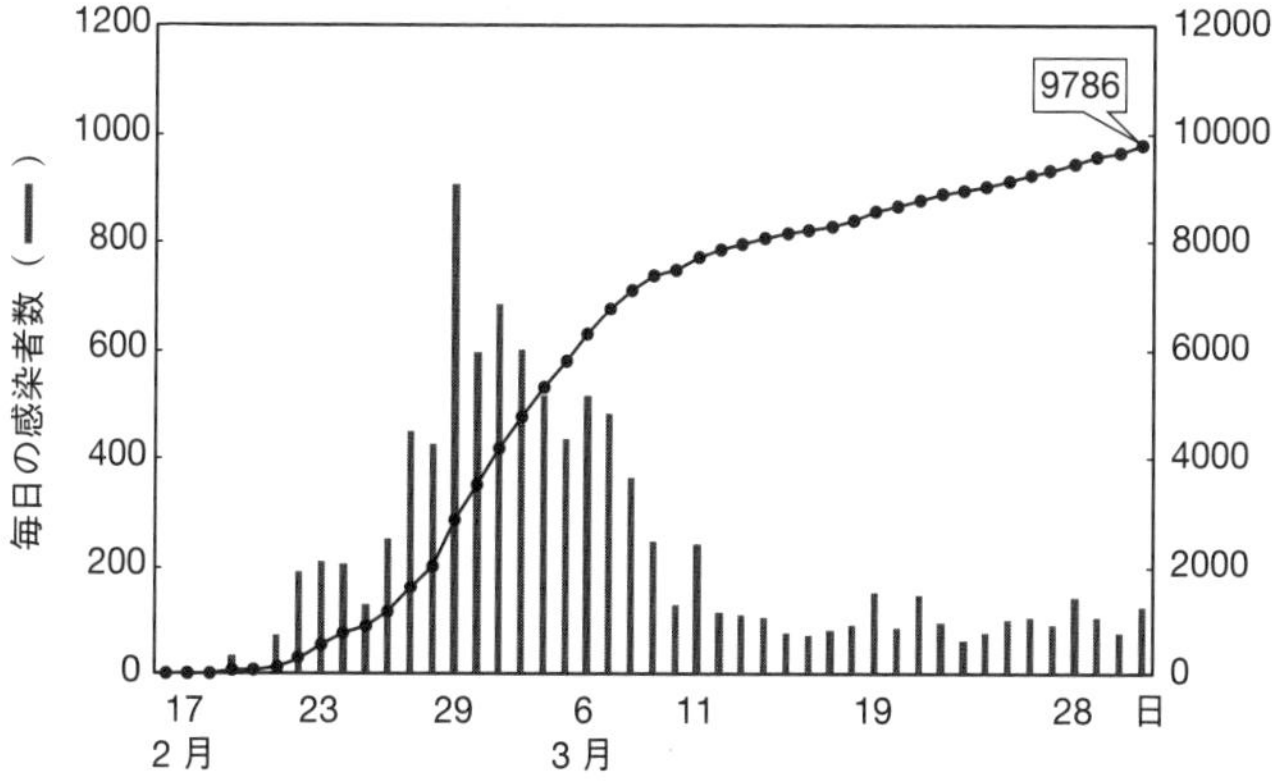

図 10・1　韓国における感染者数の推移[2)]

後手対応が批判され支持率が急落したからです。今回の結果は文《ムン》在寅《ジェイン》政権の圧勝でした。これもまたMERSの教訓を活かしているといえましょう。もちろん、上記の政策などのなかには必ずしも成功していない部分もありますが、これを教訓として次の新型ウイルスの出現時にも活かしていってほしいと思います。

新型コロナウイルスの教訓

今回の新型コロナウイルスの世界的な流行から学ぶことは多いと考えられます。中国の全国人民代表大会の常務委員会は二月二四日に野生動物を食べる風習の根絶や違法取引の全面禁止を決めました。しかし、中国の野生動物の取引規模は年間約七兆円と見積もられていること、野生動物も原材料となる漢方の市場規模は一三兆円を超えることなどから、この措置は今後の中国経済に大きな影響を与えかねません。日本では検査対象を絞って実施してきましたが、これには賛成意見も反対意見もあります。それぞれの国の事情も考えながら慎重に議論していくべきです。また、次の新型ウイルス感染症の出現に備えて、感染拡大のシミュレーションや拡大防止の対策をあらかじめ整えておくことは重要です。国や専門家のやるべきことではありますが、国民一人一人も正しい防御法を身につけておくことやデマに惑わされないようにするなどの心がけは大切です。新型コロナウイルスに対する薬について第8章で解説してきました。既存の薬を抗ウイルス薬に限らず積極的に使

新型コロナウイルスは匂わなくする

ウイルスは感染する臓器によって症状が異なります．たとえば，肝臓に感染するウイルスは肝炎を起こし，脳に感染するウイルスは脳炎を起こします．ウイルスがその臓器に感染するためにはレセプターが発現していることが条件であることは第 2 章で解説しました．日本のプロ野球選手が，匂いがしなくなったことに違和感があり検査を受けたところ，新型コロナウイルスに感染していることがわかりました．韓国でも感染者 3200 人への電話調査で 15％にあたる 490 人が嗅覚か味覚に問題があったといわれています．匂いは鼻の奥の鼻腔の上側にある嗅細胞がセンサーとなって脳に伝わり感じることができます．味覚は嗅覚と密接な関係にあります．新型コロナウイルスも鼻腔に感染すると嗅覚の障害が出るのももっともな話ではあります．花粉の時期の鼻炎や副鼻腔炎，その他の風邪でも嗅覚障害は起こることがありますので，必ずしも新型コロナウイルスのわかりやすい特徴とはいえませんが，検査を受ける目安にはなると考えられます．

用しています。なかでもアビガンなど広くウイルスに効果があると考えられる薬は、どんなウイルスが出現しても対応できるために、これから開発が進むと考えられます。抗ウイルス剤にはウイルス側の変異により必ずといっていいほど耐性ウイルスが出現します。しかし、短期決戦でウイルスを撲滅できれば耐性ウイルスが出現する暇がありません。副作用が少ないことを前提にしたウイルス万能薬を開発しておくことは私たちウイルス研究者の責務ともいえましょう。一月中旬あたりから、ニュース番組やワイドショーでは連日か

A型の人は新型コロナウイルスに感染しやすい？

血液型で性格が分類できる，と信じている人は多いと思います．それがその人らしく生きられるための方向性を示してくれるなら大いに活用してもよいでしょう．感染症が話題になると必ずといっていいほど，そのウイルスに感染しやすい血液型はどれかという話が出てきます．これはもうお決まりのパターンです．案の定，新型コロナウイルスでもそんな論文が出たという報道がありました．武漢市などの新型コロナウイルス感染者2173人の血液型を分析したところ，この地域に住む健康な人のA型の割合以上にA型の人が感染していた，という結果が出たということです．しかし，科学的な根拠に乏しいので否定はできないが今後の詳細な解析が必要となる内容です．この論文はmedRxivというオープンアクセスのウェブサイトで公開されました．このサイトに載っている論文は査読されていません．査読なしの論文は一方通行の情報と同じです．しかし，血液型との関係が科学的に証明されたウイルスもあるのです．ある種のノロウイルスはO型の人に感染しやすくB型の人に感染しにくいことなどがわかっています．ノロウイルスが血液型抗原に結合することが証明されているからです．新型コロナウイルスでもこのように証明される日が来るのでしょうか．

なりの時間を割いて新型コロナウイルスに関する情報を流していました。新聞も一つの話題での連日一面掲載の記録を更新する勢いがあったのではないでしょうか。スマートフォンにも毎日新型コロナウイルスに関する速報が飛び込んできました。このような情報がないと私たちは世界で起こっていることを理解できない

新型コロナウイルスはスマホで何日生存できる？

感染者が鼻水を手でぬぐった後にバスや電車の手すりを持ったときに何日間生存できるか，非常に気になるところです．また，その手すりを触った手でスマホを操作してしまったらいったいどうなってしまうのか，とても心配です．

医学の分野で権威ある学術誌[3)]に，プラスチック，ステンレス，段ボール，銅，エアロゾル中で新型コロナウイルスがどれくらい活性を保てるのか，という実験結果が載りました．このような実験は決められた条件に従って実施しますので，私たちの生活を完全に再現しているわけではありません．また，実験に用いたウイルス量によっても結果は変わります．結果はプラスチックやステンレスの上では2〜3日，段ボールでは1日，銅では4時間以内，エアロゾルとしては3時間以内の活性をもっていました．論文では活性をもったウイルスが半分に減る時間（半減期）なども書かれています．これはSARSコロナウイルスと同程度ということでした．注意しなければならないことは，最初に付着したウイルスがプラスチックの上で3日後も同じくらいの活性を保っているわけではないことです．実験では1万個近くの新型コロナウイルスをプラスチックの上に置きましたが，3日後にはほんの少しのウイルスしか生存できていません．つまり，感染できるウイルスはどんどん減っていることになります．銅にはウイルスの不活化効果があることは知られていますので，生存期間が短いと考えられます．

さて，気になるスマホですが，ガラスでは4日間生存するという報道もありましたので，画面では最大4日間，裏面はプラスチックと考えて最大3日間，新型コロナウイルスが生存できるかもしれませんね．柔らかい布で毎日拭く習慣をつけましょう．

ので必要なものであることは間違いありません。しかし、過剰な情報や間違った情報も織り込まれており、私たちにはその真偽がつかないこともあります。それでは、何をエビデンスとして情報を提供すべきなのでしょうか。学問の立場から見れば、学術論文以外に科学的な根拠はないと断言できます。食品などの効果をうたった宣伝の中で「XX学会で発表されました」と書かれていることがあります。これは学会で発表されたことがその効果の科学的証拠になっているという意図があると思われますが、ほとんどの学会は会員であることと学会の趣旨から逸脱していない内容であれば、学会で堂々と発表することが許されています。つまり、学会発表は無審査で発表できるために、一方的な情報を流しているにすぎません。学術論文を投稿するとエディターと最低二人の審査員（査読者、レビューアー）が読んで、多くの場合かなりの数のコメントが著者に送られてきます。著者は追加実験をするなどして必死にコメントに応えようとします。このようなやり取りの後にエディターが最終判断してアクセプト（受理）されればその雑誌に掲載される運びになります。このように学術論文は審査というプロセスがあるために信頼できるといえます。それでも、ある特殊な条件下の実験などの場合には再現性がとれないことも珍しくありません。学術論文に載っている研究内容のすべてが正しいとはいえませんが、専門家ができる限り客観的に評価していますので、ニュースは学術論文をもとに報道すべきなのです。しかし、アクセプトまでのプロセスには早くて一カ月、遅くて半年くらいの月日を要してしまいますので速報性はありません。それにもかかわらず、新型コロナウイルスの学術論文が相当数発表されている理由は、通常よりも審査期間を短縮したり、論文を各雑誌社のウェブサイトで発表しているため印刷の工程がないからです。「XX食品が新型コロナウイルスの感染を予防できる（かもしれない）」などという報道により、その食品が売切れる事態も経験しました。どんなに効果のありそうな食品でも、実際に新型コロナウイルスに効果があるかどうかについては疫学的な研究かモデル動物を使った研究を行い、論文を投稿して上記のプロセスを経てアクセプトされるまでは科学的な根拠はありません。

医療体制を維持することが最重要課題

これまで私たちは医療というものを信頼して生活してきました。「医療崩壊」が現実に叫ばれる世の中を想像してきませんでした。本書の最後に、ウイルス感染症で医療崩壊しないために何をすべきか学びましょう。

医療崩壊してしまったとされる国はイタリア、医療崩壊しなかったとされる国は韓国、そして、医療崩壊から回復した国は中国です。イタリアが医療崩壊した原因には、急激な患者の増加に耐えられるだけの病床や医療器具がなかったことがあげられます。イタリア政府は病院の統廃合と医師の給与カットなどの医療費削減を進めてきたために、病床数が減り医師も海外へ流出していました。このような医療状況のなか、新型コロナウイルスに対して緊急に対応できませんでした。その一方で、先述のように韓国はＭＥＲＳの失敗から学び、医療インフラを充実させてきたことが効を奏したといえます。中国は新型コロナウイルスが発生したときに、この正体について手探り状態のなかで短期間のうちに臨時病院を建設し、積極的に患者の収容に努めました。中国はＳＡＲＳのときにも緊急に病院を建設していましたので、教訓が活かされたといってもいいでしょう。このように中国ではいったん崩壊しかけた医療は、重症患者を優先的に治療するという根本的な対策により復活しました。しかし、イタリアは間違った道を進んでいたわけではありません。高齢化社会における医療費は国の経済を圧迫していることも事実です。平時においては使わない病床は病院の経営を圧迫してしまいます。このような問題を早急に解決することは難しいかもしれませんが、新型コロナウイルスの出現は各国に真剣な医療体制の改革をもたらすことになりました。さまざまな解決すべき問題はありますが、緊急時に病床数と医師・看護師を増やして対応できるような体制づくりは、感染症だけでなく災害時にも活かされると考えられます。

＊　＊　＊

新型コロナウイルス感染症が終息を迎えても、何年か後には新たな感染症が必ず出現してきます。もしかしたら、すでに世界のどこかで始まっているかもしれません。しかし、私たちはこれまでのコロナウイルス感染症などから多くのことを学ぶことができました。次の感染症の出現に備えて今日から準備しておくことが大切です。

二〇〇二年ＳＡＲＳから二〇一二年ＭＥＲＳまで一〇年、ＭＥＲＳから二〇一七年ＳＡＤＳまで五年、ＳＡＤＳから二〇一九年新型コロナウイルスまで二年と**コロナサイクル**は短くなってきています。したがって、新型コロナが終息してもすぐに次の新しいコロナウイルスが出現する可能性があります。

大規模な抗体調査は感染者の実数を把握するために必要です。抗体検査はおもに過去の感染歴を調べます。報道では抗体価が上がらない人、再感染する人、持続感染する人、などがいるといわれていますが、抗体価を調べることにより、答えが得られると考えられます。また無症候感染者の抗体価についても把握しておくべきです。これらのことからワクチン接種において必要な抗体価を知ることができ､外出自粛の緩和などの方針を決める際の材料になります。

今回の新型コロナウイルスによる医療崩壊を教訓として、平時から新型ウイルスの出現に備えて病床数や医療機器数を確保できる体制を構築することは重要だということがわかりました。このことは日本でも毎年一〇〇〇〇人単位で死亡者を出してしまうインフルエンザの対策にもなるはずです。インフルエンザの死亡者を減少させることもまた重要な課題です。

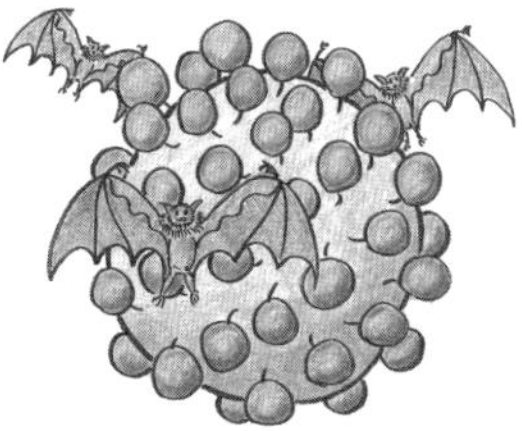

コウモリとコロナウイルス
［© 水谷哲也］

あとがき

九〇分間の緊急講義はいかがでしたでしょうか。見えない敵と闘うためには、見えるようにすることが強力な武器になります。本書ではあらゆる角度から新型コロナウイルスを解説しました。これで皆さんは新型コロナウイルスに冷静に対応できるようになったはずです。

本書のテーマの一つは、次の新型ウイルス感染症に備えることでした。東京農工大学農学部附属国際家畜感染症防疫研究教育センターは未来に起こる感染症をいかに予測するかを重要な研究テーマの一つとして研究に励んでいます。天気予報をするかのごとく、これから出現する新しいウイルスを予測することが本当に可能なのでしょうか。未来に出現してくる新しいウイルス感染症を予測できれば、先回りして感染源を断つこともできますし、先回りして検査法、ワクチン、治療薬を開発することもできます。もちろん、簡単なことではありませんし、この目標を達成するためにはいくつかのイノベーションを起こす必要もあります。しかし、この新型コロナウイルスのせいで全世界の人たちが苦しみ、悲しむ姿を目の当たりにして、私たちも研究を加速させなければならないことを痛感しました。

本書執筆のきっかけは、東京化学同人『現代化学』四月号（二〇二〇年）に「新型コロナウイルス―その科学的理解」という総説を書かせていただいたことでした。この雑誌のおもな読者層は大学生、研究者なので、より多くの人に新型コロナウイルスを正しく理解していただくため、書籍化の話をいただきました。『現代化学』五月号には「新型コロナウイルスを知ろう」と題したQ＆Aも掲載されています。本書を短時間で書き上げるために、東京化学同人の内藤みどり氏をはじめ、湊 夏来氏、江口悠里氏にはかなりの労力をおかけしてしまいました。改めて御礼申し上げます。執筆中、私をあたたかく見守ってくれた感染症センターの学生やスタッフの皆さんたちと私の家族にも感謝いたします。

最後になりましたが、新型コロナウイルスでお亡くなりになった方々のご冥福をお祈り申し上げます。

二〇二〇年五月

水 谷 哲 也

(https://www.nejm.org/doi/full/10.1056/NEJMoa1910993)
10. M. J. Vincent *et al.*, *Virol. J.*, **2**, 69(2005). DOI: 10.1186/1743-422X-2-69
(https://www.ncbi.nlm.nih.gov/pubmed/16115318)
11. P. Gautret, *Int. J. Antimicrob. Agents*, **2020** Mar 20: 105949.
doi: 10.1016/j.ijantimicag.2020.105949
(https://www.ncbi.nlm.nih.gov/pmc/articles/PMC7102549/)
12. 竹田 誠，ウイルス，**69**(1)，61-72，2019.
(http://jsv.umin.jp/journal/v69-1pdf/virus69-1_061-072.pdf)
13. S. Matsuyama *et al.*, *PNAS*, March 31, 2020 117(13)7001-7003; first published March 12, 2020 https://doi.org/10.1073/pnas.2002589117
(https://www.pnas.org/content/early/2020/03/11/2002589117)
14. M. Hoffmann *et al.*, *Cell*, **181**, 1-10 April 16, 2020.
DOI: https://doi.org/10.1016/j.cell.2020.02.052
(https://www.cell.com/cell/fulltext/S0092-8674(20)30229-4)

第 9 章

1. 日本衛生材料工業連合会「不織布マスクの性能と使用時の注意」
(https://www.env.go.jp/air/osen/pm/info/cic/attach/briefing_h25-mat04.pdf)
2. 西 信之，最田 優，化学と工業，**47**, 168-171(1994).
3. ニッセイアセットマネジメント株式会社「新型肺炎感染拡大 過去のパンデミック時との株価比較」2020 年 02 月 28 日号
(https://www.nam.co.jp/market/column/trend/2020/200228.html)

第 10 章

1. 国立感染症研究所「ジカウイルス感染症とは」
(https://www.niid.go.jp/niid/ja/kansennohanashi/6224-zika-fever-info.html)
2. KCDC Press Release(https://www.cdc.go.kr/board/board.es?mid=a30402000000&bid=0030)
3. N. van Doremalen *et al.*, *N.Engl.J.Med.*, This letter was published on March 17, 2020, at NEJM.org. DOI: 10.1056/NEJMc2004973
(https://www.nejm.org/doi/full/10.1056/NEJMc2004973?query=featured_home)

第6章

1. 日本エアロゾル学会(http://www.jaast.jp/new/about_aerosol.html)
2. S.H. Ebrahim, Z. A. Memish, *Lancet*, **395**, ISSUE 10227, Pe48, March 14, 2020 Published: February 27, 2020・DOI: https://doi.org/10.1016/S0140-6736(20)30466-9
(https://www.thelancet.com/journals/lancet/article/PIIS0140-6736(20)30466-9/fulltext)

第7章

1. 位高啓史ら，医薬品医療機器レギュラトリーサイエンス，*PMDRS*，**50**(5)，242〜249(2019).
(http://nats.kenkyuukai.jp/images/sys/information/20190717095649-6ABC2FA50410294C82EBEF7D74463510333BCF1FB717B3F864612BCB0CA9F6B2.pdf)

第8章

1. "Therapeutic efficacy of the small molecule GS-5734 against Ebola virus in rhesus monkeys". *Nature,* 531(7594): 381-5.(March 2016). Bibcode: 2016Natur.531..381W. doi: 10.1038/nature17180. PMC: 5551389. PMID 26934220.
2. "GS-5734 and its parent nucleoside analog inhibit Filo-, Pneumo-, and Paramyxoviruses". *Scientific Reports*, **7**(1): 43395.(March 2017). Bibcode: 2017NatSR...743395L. doi: 10.1038/srep43395. PMC: 5338263. PMID 28262699.
3. "Broad-spectrum antiviral GS-5734 inhibits both epidemic and zoonotic coronaviruses". *Science Translational Medicine*, 9(396): eaal3653.(June 2017). doi: 10.1126/scitranslmed.aal3653. PMC: 5567817. PMID 28659436.
4. M. Wang *et al., Cell Research*, **30**, 269-271(2020).
(https://www.nature.com/articles/s41422-020-0282-0)
5. M. L. Holshue, *N. Engl. J. Med.*, 2020, **382**, 929-36. DOI: 10.1056/NEJMoa2001191
(https://www.nejm.org/doi/full/10.1056/NEJMoa2001191?query=featured_home)
6. C.M.Chu *et al., Thorax*, 2004, **59**, 252-256. doi: 10.1136/thorax.2003.012658
(https://thorax.bmj.com/content/59/3/252.long)
7. Y. P. Chong *et al., Infect Chemother,* 2015 Sep, **47**(3), 212-222. English. Published online Sep 30, 2015. https://doi.org/10.3947/ic.2015.47.3.212
(https://www.icjournal.org/DOIx.php?id=10.3947/ic.2015.47.3.212)
8. B. Cao *et al., N. Engl.J. Med.*, March 18, 2020. DOI: 10.1056/NEJMoa2001282
(https://www.nejm.org/doi/full/10.1056/NEJMoa2001282)
9. S. Mulangu *et al., N. Engl. J. Med.*, 2019, **381**, 2293-2303
DOI: 10.1056/NEJMoa1910993

9. R. Imai *et al.*, *Infect. Genet. Evol.*, 2019 Nov; 75: 103975.
Published online 2019 Jul 22. doi: 10.1016/j.meegid.2019.103975
(https://www.ncbi.nlm.nih.gov/pmc/articles/PMC7105976/)
10. X. Li *et al.*, *J. Med. Virol.*, 2020 Feb 27. doi: 10.1002/jmv.25731.
(https://www.ncbi.nlm.nih.gov/pubmed/32104911)
11. D. Muth *et al., Sci. Rep.*, 2018, **8**, 15177.
Published online 2018 Oct 11. doi: 10.1038/s41598-018-33487-8
(https://www.ncbi.nlm.nih.gov/pmc/articles/PMC6181990/)
12. W.-j. Guan *et al.*, *N. Engl. J. Med.*, 2020 Feb 28. doi: 10.1056/NEJMoa2002032
(https://www.nejm.org/doi/full/10.1056/NEJMoa2002032)
13. V. D. Menachery *et al.*, *Nat. Med.*, 2015; **21**(12): 1508-1513.
Published online 2015 Nov 9. doi: 10.1038/nm.3985
(https://www.ncbi.nlm.nih.gov/pmc/articles/PMC4797993/)

第4章

1. WHO ホームページ(https://www.who.int/emergencies/mers-cov/en/)
2. M.G. Hemida *et al.*, *Euro Surveill.*, 2013, **18**(50), 20659.
(https://www.eurosurveillance.org/content/10.2807/1560-7917.ES2013.18.50.20659)
3. N. Zhu *et al.*, *N. Engl. J. Med.*, 2020, **382**, 727-733.
DOI: 10.1056/NEJMoa2001017
(https://www.nejm.org/doi/full/10.1056/NEJMoa2001017?url_ver=Z39.88-2003&rfr_id=ori:rid:crossref.org&rfr_dat=cr_pub%20%200pubmed)
4. WHO ホームページ(https://www.who.int/emergencies/diseases/novel-coronavirus-2019/situation-reports)
5. WHO ホームページ(https://www.who.int/csr/sars/en/)
6. Z. Shi, Z. Hu, *Virus Res.*, **133**, Issue 1, April 2008, 74-87.
(https://www.sciencedirect.com/science/article/pii/S0168170207001050?via%3Dihub)
7. J. Shi *et al.*, *Science*, 08 Apr 2020, eabb7015. DOI: 10.1126/science.abb7015
(https://science.sciencemag.org/content/early/2020/04/07/science.abb7015)
8. W. Hu *et al.*, *J. Clin. Microbiol.*, **43**, Issue 5, May 2005, 2041-2046.
(https://jcm.asm.org/content/43/5)

第5章

1. 「地方衛生研究所の機能強化について」平成9年3月14日 厚生省発健政第26号(https://www.chieiken.gr.jp/somu/eikenyoukou.html)

引用文献（URL）

第 1 章

1. 日本政府観光局ホームページ
（https://www.jnto.go.jp/jpn/statistics/visitor_trends/）
2. 国土交通省観光庁「訪日外国人消費動向調査」
（http://www.mlit.go.jp/kankocho/siryou/toukei/syouhityousa.html）

第 2 章

1. W. Ji *et al.*, *J.Med.Virol.*, 2020 Apr., **92**(4), 433–440. doi: 10.1002/jmv.25682.
（https://www.ncbi.nlm.nih.gov/pubmed/31967321/）
2. S. G. Sawicki, D. L. Sawicki, S. G. Siddell, *J.Virol.*, Jan. 2007, p. 20–29.
DOI: 10.1128/JVI.01358–06（https://jvi.asm.org/content/81/1/20）
3. E. C. Smith, M. R. Denison, *PLoS Pathog.*, **9**(12), e1003760. Published: December 5, 2013. https://doi.org/10.1371/journal.ppat.1003760
（https://journals.plos.org/plospathogens/article?id=10.1371/journal.ppat.1003760）

第 3 章

1. P. C. Y. Woo *et al.*, *J. Virol.*, 2012 Apr., **86**(7), 3995–4008. doi: 10.1128/JVI.06540–11（https://www.ncbi.nlm.nih.gov/pmc/articles/PMC3302495/）
2. J. O. Wertheim *et al.*, *J.Virol.*, June 2013, **87**(12), 7039–7045.
DOI: 10.1128/JVI.03273–12（https://jvi.asm.org/content/87/12/7039.long）
3. R. C. Hendrickson *et al.*, *Viruses*, 2010 Sep., **2**(9), 1933–1967.
Published online 2010 Sep 15. doi: 10.3390/v2091933
（https://www.ncbi.nlm.nih.gov/pmc/articles/PMC3185746/）
4. J. Cui, F. Li , Z.-Li Shi, *Nat. Rev. Microbiol.*, **17**, 181–192(2019).
（https://www.nature.com/articles/s41579–018–0118–9）
5. P. Zhou *et al.*, *Nature*, **556**, 255–258(2018).
（https://www.nature.com/articles/s41586–018–0010–9）
6. E. C. Smith *et al.*, *PLoS Pathog.*, 2013 Aug, **9**(8), e1003565.
（https://www.ncbi.nlm.nih.gov/pmc/articles/PMC3744431/pdf/ppat.1003565.pdf）
7. W. Luytjes *et al.*, *Virology,* 1988 Oct., **166**(2), 415–22.
（https://www.ncbi.nlm.nih.gov/pubmed/2845655）
8. S. Tsuchiaka *et al.*, *PLoS One*, 2018, **13**(1), e0190819.
Published online 2018 Jan 11. doi: 10.1371/journal.pone.0190819
（https://www.ncbi.nlm.nih.gov/pmc/articles/PMC5764308/）

水《みず》 谷《たに》 哲《てつ》 也《や》

1964 年岐阜県生まれ．1990 年北海道大学獣医学部卒．1994 年北海道大学獣医学部大学院博士課程 修了．博士（獣医学）．国立がんセンター研究所ウイルス部 研究員，北海道大学大学院獣医学研究科 助手，国立感染症研究所主任研究官などを経て，2011 年より東京農工大学農学部附属国際家畜感染症防疫研究教育センターに異動し，2013 年よりセンター長，教授．専門はウイルス学．ウイルスを撲滅するために日夜研究に没頭中．夢はすべてのウイルスを撲滅させるような薬を開発すること．著書に『川崎病のすべて』（共著，中山書店，2009），『ウイルス感染症の検査・診断スタンダード』（共著，羊土社，2011），『新編 ウイルスの今日的意味』（共著，医薬ジャーナル社，2012）ほか．趣味は折り紙，ペーパークイリング，イラストなど．ボタニカルクイリング・ジャパンのインストラクターとしても活動している．

新型コロナウイルス
脅威を制する正しい知識

水 谷 哲 也 著

2020 年 5 月 19 日 第 1 刷 発行
2020 年 5 月 28 日 第 3 刷 発行

ISBN978-4-8079-0985-8

発行者
住 田 六 連

発行所
株式会社 東京化学同人
東京都文京区千石 3-36-7（〒112-0011）
電話 (03)3946-5311
FAX (03)3946-5317
URL http://www.tkd-pbl.com/

印刷・製本 日本ハイコム株式会社

Printed in Japan